193/

Gérard (Ch.)

Ambulance Militaire
de la rue Violet, 57

1872

L'AMBULANCE MILITAIRE

DE LA RUE VIOLET, N° 57

OUVRAGES EN LANGUE FRANÇAISE DU MÊME AUTEUR

La vie au point de vue physique ou physiogénie philosophique; Paris, 1860, in-18 jésus, 72 pp........ 4 fr.

Principes de Biologie appliqués à la médecine, Paris, 1872, in-18 jésus, XIII-108 pp..................... 2 frs.

Poissy. — Typ. de S. Lejay et Cie.

A L'HISTOIRE MÉDICO-CHIRURGICALE
DU SIÉGE DE PARIS

———

L'AMBULANCE MILITAIRE

DE LA RUE VIOLET, N° 57

(Institution des Sœurs garde-malades des pauvres)

SUCCURSALE DE L'HOTEL DES INVALIDES

Par le Docteur Ch. GIRARD

Médecin en chef

———

PARIS

LIBRAIRIE J.-B. BAILLIÈRE et FILS

Rue Hautefeuille, 19, près du boulevard Saint-Germain

Londres | **Madrid**
BAILLIÈRE, TINDALL AND COX | CARLOS BAILLY-BAILLIÈRE

1872

A SON EXCELLENCE

M. LE GÉNÉRAL DE CISSEY

MINISTRE DE LA GUERRE

Monsieur le Ministre,

En appelant l'attention de Votre Excellence sur les pages suivantes, mon espoir est qu'Elle saisira tout l'intérêt qu'il y aurait à faire l'histoire médicale, non-seulement de l'épisode du siége de Paris, mais aussi celle de la France entière en 1870 et 1871.

L'étiologie des maladies est le corollaire du développement physique et moral des sociétés humaines. A ce titre, l'his-

toire médicale dont je parle, fournirait aux historiens de la
France moderne des documents de la plus haute valeur.

Je suis, Monsieur le Ministre,

de Votre Excellence,

le serviteur le plus dévoué,

Ch. GIRARD.

PRÉLIMINAIRES

Les sœurs garde-malades des pauvres. — Cet établissement doit son origine au zèle et à la persévérance d'un prêtre connu par ses vertus. Soigner gratuitement à domicile les malades pauvres que les hôpitaux civils ne peuvent pas toujours recueillir, tel est le programme, simple et charitable à la fois, que s'est proposé son pieux fondateur.

Les débuts de l'œuvre, par leur modestie, restèrent longtemps inaperçus. Fondée au commencement de 1864, elle s'installa au Gros-Caillou, rue Saint-Dominique, n° 233; de-là, elle passa successivement à Chaillot, passage Gaillard; puis à Monceau, avenue Montaigne, n° 11, et enfin, en avril 1870, à Grenelle, rue Violet, n° 57.

Pendant près de deux ans, l'établissement dut tout à l'activité de son fondateur. Vers la fin de 1865, madame la duchesse de Fitz-James, mesdames Demachy et madame Lemaître se portèrent patronnesses de l'œuvre. En 1866, madame la baronne de Bastard et madame Auber s'y intéressèrent. L'année suivante, madame la marquise de Talhouet-Roy, madame la comtesse de Rigny, madame la comtesse de Chabrillan et d'autres dames encore s'adjoignirent aux précédentes pour donner de l'extension à

cette œuvre de bien. Un comité fut constitué à cette
époque et tint sa première réunion, avenue Montaigne.
La direction de l'établissement avait été confiée à madame Fage, en qualité de mère supérieure; elle est encore titulaire de cette charge.

Lorsqu'il devint manifeste que Paris aurait à recueillir
des militaires blessés ou malades, madame la duchesse de
Fitz-James fit don de douze lits qu'elle offrit à l'Intendance.
Des habitants du quartier de Grenelle en fournirent douze
aussi; tandis que dix-huit autres lits appartenant aux sœurs
de l'Établissement, complétèrent le chiffre de quarante-
deux lits, dont se composait notre ambulance.

Le local. — Le bâtiment était des mieux disposé pour
ce nouvel usage. Sa situation, entre cour et jardin, au
milieu d'un terrain d'une superficie totale de 4,400 mètres,
présente les meilleures conditions de salubrité. Son uni-
que entrée est dans la rue Violet. Il est isolé des proprié-
tés voisines par des murs de clôture. Le jardin, au centre
duquel est une pelouse, est planté d'arbres et d'arbustes
que sillonnent des allées, offrant une promenade agréa-
ble et hygiénique aux convalescents. L'édifice se compose d'un rez-de-chaussée, dont un grand parloir et une
chambre contiguë, contenaient ensemble quatorze lits;
d'un premier étage avec grand parloir et quatre chambres
contiguës, deux de chaque côté, renfermaient ensemble
vingt-huit autres lits. Ainsi, sept pièces, portant les numéros de 1 à 7, contenaient les quarante-deux lits. — Les
sœurs se logèrent dans les combles, et couchèrent à terre
sur de simples matelas.

Les ambulances de la rue Violet. — A l'époque dont
nous parlons, le Département de la Guerre avait déjà installé une première ambulance dans l'asile communal,
n° 36; une seconde ambulance occupait l'établissement des

sœurs de Saint-Paul de Chartres, auxquelles était confiée, en temps de paix, l'école des fillles, n° 44; une troisième ambulance, enfin, sous la dépendance militaire, avait pour siége l'école des Frères de la Doctrine chrétienne, n° 73, de la même rue.

Les ambulances des n°ˢ 44 et 57 furent particulièrement destinées aux fiévreux et malades blessés ou non blessés celle du n° 73, aux maladies contagieuses, telles que la variole et la dothiénentérie ou fièvre typhoïde; tandis que l'ambulance du n° 36 fut réservée aux blessures graves, sous l'imminence d'amputations ou d'opérations.

L'école des Frères, n° 73, devenant insuffisante pour contenir tous les malades des deux catégories dont il a été fait mention, il devint nécessaire d'y adjoindre une dépendance qui fut installée dans l'école communale du quartier de Javel, avenue Saint-Charles. L'encombrement continuant, je gardai dans mon service les fièvres typhoïdes, les varioloïdes et les varicelles.

Le service médical. — J'installai ce service le 13 septembre 1870 avec huit malades. Le lendemain il y eut vingt nouveaux entrants, et avant la fin du mois, les quarante-deux lits étaient occupés, et le furent constamment à partir de cette époque jusqu'en mars 1871.

Durant toute la période comprise entre le 13 septembre 1870 et le 20 mars 1871, je fus livré à mes propres forces pour tout ce qui concernait le service médical, sans aide-major pour me seconder. La première visite avait lieu chaque matin à huit heures et durait jusqu'à dix heures et demie, y compris la confection du cahier, qui m'incombait, ainsi que la réquisition des médicaments qui ne se délivraient que sous ma signature. La visite du soir se faisait à huit heures et durait une heure à une heure et demie :

les entrants de la journée étaient enregistrés sur les ca-
hiers, un examen sommaire de leur état avait lieu en
même temps. Une petite réserve de médicaments nous
permettait de pourvoir immédiatement aux cas les plus
urgents.

Il fallait également former à ce service, tout nouveau
pour elles, les sœurs de l'établissement; elles suivaient
la visite, recueillaient mes instructions cliniques, de sorte
qu'au bout de quelques semaines, leur éducation, sous ce
rapport, laissait peu à désirer. Madame la supérieure,
elle-même, nous accompagnait et suppléait par son intel-
ligence et son dévouement à tout ce qui pouvait rester imparfait sous ce rapport.

Les médicaments. — Pendant les mois de septembre
et d'octobre, les médicaments furent fournis par la pharmacie Trémeau, à Grenelle, et je puis dire, à la louange
de l'Intendance, qu'elle ne mit aucune restriction à mes
demandes. Plus tard, un service de pharmacie, destiné à
subvenir aux besoins des quatre ambulances militaires
de la rue Violet, fut installé au n° 73.

Le service administratif. — L'ambulance, de concert
avec toutes celles du quartier, relevait de l'intendance de
M. Blaisot, chargé pendant la guerre des hôpitaux et
ambulances de Paris.

Jusqu'au 15 octobre, madame la supérieure des sœurs
garde-malades des pauvres avait subvenu à la nourriture des malades, et fourni le linge nécessaire à tous leurs
besoins. Une bonne partie de l'approvisionnement fut con-
sommé.

La cuisine, les tisanes, tout en un mot se faisait dans
l'établissement.

A partir du 15 octobre, M. Antonini, officier principal d'administration, eut la mission difficile de pourvoir à tous les besoins de ces ambulances. Pendant toute la durée de ce siége douloureux, il a pu livrer aux malades, qui en avaient le plus urgent besoin, de la viande de bœuf. Sa prévoyance est allée plus loin : il avait su emmagasiner de la farine de froment qui, par son mélange avec celle qui entrait dans la confection de ce que l'on continuait à appeler du pain pendant la dernière période du siége, conservait au pain de nos ambulances quelque chose de son caractère habituel. Il n'était pas blanc à coup sûr, mais il était mangeable et nutritif dans une mesure plus qu'ordinaire, eu égard au temps dont nous parlons. Une provision d'extrait de viande de Liebig lui a de même permis de fournir pour nos malades des bouillons qui pouvaient rivaliser avec les pots-au-feu des temps de paix. Il avait su ménager son approvisionnement d'œufs de façon à satisfaire les cas urgents où ce comestible était indiqué. Enfin, le lait concentré dont il s'était prémuni, lui a permis de distribuer du lait là où il était jugé nécessaire.

Pour suppléer au régime toujours imparfait d'une ville assiégée et investie, j'avais jugé à propos de faire donner du café à la majorité de mes malades convalescents. Je me plais à constater que l'Intendance, en cet endroit, est venue au-devant de mes désirs. Je n'ai pas besoin de dire que le vin, qui était de bonne qualité, n'a jamais manqué. Une partie de ce dernier provenait des dons anglais.

La cuisine, pour les quatre ambulances de la rue Violet, était faite, au n° 44, par les sœurs de Saint-Paul de Chartres. Chaque matin après la visite, le sergent de service venait prendre la feuille des médicaments, la liste des tisanes et celle des potages, bouillons, portions et cafés, qui

venaient d'être prescrits pour les deux repas de la journée.
Le café était distribué aux malades ou convalescents le
matin, immédiatement avant la visite; la liste des rations
de café était par conséquent arrêtée un jour à l'avance.

La Société internationale de secours aux blessés. —
A diverses reprises, cette Société, dans la poursuite de sa
mission généreuse, a fait à notre ambulance des distri-
butions en nature, consistant en 15 kilogr. de chocolat,
5 kilogr. de café, deux pains de sucre, du fromage et des
conserves de viande, plus deux pièces de vin. Des che-
mises et gilets de flanelle, ainsi que des chaussettes en
laine furent distribués à ceux de nos malades qui en man-
quaient.

Le bombardement. — Le quartier de Grenelle se trouvait situé dans la zone atteinte par le bombardement
prussien. Les projectiles le sillonnèrent en tous sens,
frappèrent bien des demeures, et firent plusieurs victimes.
Deux obus tombèrent dans le jardin du n° 57, au midi, à
quelques mètres du bâtiment. Un autre, du côté du nord,
pénétra un pavillon de la propriété de M. Maille, sise en
face, au moment où je terminai ma visite du soir. Je
rentrai à mon domicile, au n° 39, en marchant sur les
moellons qui jonchaient la rue, dans une atmosphère de
poussière et de fumée.

Un peu plus tard, l'ambulance du n° 73, fut frappée
trois jours consécutivement; la troisième fois, un obus
pénétra, un matin, dans la salle des malades, en tua un
sur le coup et en blessa grièvement deux autres.

Plus tard encore, c'était tout auprès de l'ambulance du
n° 36, en face de ma résidence, qu'un obus vint jeter
l'alarme. Le mur mitoyen du n° 38 fut traversé; les

débris couvrirent la toiture de la loge du concierge de la dite ambulance.

L'ambulance du n° 73 dût être évacuée ; les trois autres restèrent ; mais au n° 57, les malades, capables de le faire, descendaient chaque soir leurs matelas dans les caves, aussitôt la visite terminée. Ceux qui ne purent se transporter eux-mêmes gardèrent leurs lits dans leurs salles respectives.

Sur ces entrefaites, je conduisis ma famille au centre de Paris, à l'abri des projectiles, et continuai mon service comme auparavant.

Les évacuations. — La plupart des malades sortants regagnaient leurs corps respectifs. D'autres, en plus petit nombre, passaient une convalescence de huit à dix jours à l'Hôtel des Invalides.

Le Département de la Guerre avait prévu le cas où les ambulances se trouveraient encombrées. Aussi, dès le début, l'ordre fut-il donné aux chefs de services de désigner, parmi leurs malades, ceux qui, atteints de maladies chroniques, mais capables de supporter le voyage, pourraient être évacués sur la province. C'est ainsi que le 18 septembre, dix des nôtres partirent par la gare Montparnasse. Un autre convoi devait prendre la même direction le lendemain, 19 septembre, mais en arrivant à la gare, on apprit que la voie ferrée de Bretagne, la dernière restée ouverte, venait d'être coupée.

Paris se trouvait dès lors complétement investi par les troupes allemandes.

Après la conclusion de l'armistice, une des premières

préoccupations de l'Intendance militaire fut d'évacuer sur la province autant de malades que possible.

Un départ, qui eut lieu le 22 février, en emmenait quinze des nôtres. Dans celui du 14 mars, notre ambulance en fournit huit

Enfin, le 20 mars, il nous restait douze malades, la plupart convalescents. Ils furent évacués sur l'ambulance de la rue Violet, n° 36, où les divers services se concentraient.

Ainsi fut terminée la mission qui m'avait été confiée le 13 septembre 1870.

CH. GIRARD.

Paris, le 1ᵉʳ décembre 1871.

CLINIQUE MÉDICALE

CLINIQUE MÉDICALE

CONSIDÉRATIONS GÉNÉRALES

Causes premières. — La constitution médicale de la période tout entière du siége, a revêtu un caractère adynamique et ataxique de plus en plus prononcé, à partir du mois de septembre 1870 jusqu'en mars 1871. Elle a imprimé sa fatale influence, non-seulement sur les maladies aiguës, mais encore sur toutes celles réputées chroniques, quelque fut leur nature, quelque fut leur degré de gravité. Les plus légères, en apparence, de cette dernière catégorie, n'ont pu se soustraire à son empire, et lorsqu'elle a rencontré un terrain tant soit peu défavorable, l'affection, en toute autre circonstance relativement bénigne, devenait promptement maligne.

Sans nous préoccuper ici des auspices sous lesquels s'ouvrit la campagne malheureuse de 1870-1871, la santé de l'armée, à cette époque, ne laissait rien à désirer. Quant à la garde mobile, que l'on connaissait à peine comme ensemble militant, elle avait à son début un état sanitaire satisfaisant. Sortie de la population civile, dont l'état de santé générale, la variole excepté pour certaines localités, pouvait être comparée aux meilleures périodes sanitaires de la France, la garde mobile, disons-nous, en entrant en campagne, se trouvait par conséquent aussi bien partagée sous ce rapport que l'armée elle-même.

Les échecs à la frontière, causes de retraites précipitées, commencèrent à fatiguer les soldats. Ceux que les événements ne retinrent pas à Metz et dans ses alentours, arrivèrent à marches forcées sous les murs de Sedan pour assister à la déroute la plus inouïe que l'histoire ait encore eu à enregistrer. Ceux qui purent échapper à cette malheureuse capitulation, arrivèrent à Paris à la suite de l'armée de Vinoy, tous exténués de fatigue et souffrant de privations.

Ils formèrent le noyau principal des défenseurs de Paris; ils y arrivaient la mort dans l'âme, la rage dans le cœur, la plupart en proie au plus sombre désespoir. Le moral ne put manquer de réagir sur le physique pendant tout le reste de la campagne.

A côté de l'armée, Paris comptait des mobiles venus de diverses provinces. Ils avaient quitté subitement leurs champs, leurs foyers et leurs proches; ils n'étaient pas fait au maniement des armes ; ils eurent aussi leur part de préoccupations sinistres, et le souvenir de la chaumière, envahie peut-être par leur farouche ennemi, toutes ces circonstances réunies contribuèrent à cette nostalgie qui fit que chez eux aussi, le moral eut une immense influence sur le physique.

Nous avons été trop souvent témoins des effets désastreux sur la marche des maladies, de cette action réciproque qu'exercent, l'une sur l'autre, les deux parties dont se compose l'être humain.

Nous n'avons pas à parler de la garde nationale, dont aucun membre ne fut traité dans notre ambulance. Aux médecins seuls qui ont été appelés à les traiter, appartient de nous dire quel a été chez eux le résultat des mêmes combats, des mêmes vicissitudes, des mêmes aspirations et des mêmes craintes.

Quant aux causes physiques dont l'influence sur la constitution médicale du siége furent des plus puissantes, ce sont d'un côté, les rigueurs d'un hiver exceptionel, de l'autre, une alimentation plus qu'insuffisante.

ÉTAT MÉTÉOROLOGIQUE DE PARIS

DU MOIS DE SEPTEMBRE 1870 AU MOIS DE MARS 1871 INCLUSIVEMENT

MOIS	BAROMÈTRE	THERMOMÈTRE			VENTS dominants.	JOURS de pluie ou de neige.
		T. maxim.	T. minim.	T. moyen.		
Septembre 1870.	759,2	+ 19°,1	+ 10°,1	+ 14°,6	SE. NE.	2 pluie.
Octobre	753,1	+ 19°,3	+ 2°,8	+11°2,	S. O.	11 pluie.
Novembre.......	752,7	+ 13°,5	— 0°,2	+ 6°,0	NE, SO.	9 pluie, 2 neige.
Décembre.......	753,3	+ 14°,5	— 11°,2	— 0°,8	NE.	5 pluie, 4 neige.
Janvier 1871....	753,9	+ 6°,0	— 11° 0	— 0°,9	NE, S, SO.	6 pluie, 5 neige
Février.........	760	+ 14°,6	— 4°,6	+ 6°,0	SE.	9 pluie.
Mars...........	758 ,7	+ 19°,3	— 0°,6	+ 7°,9	O. S. E.	5 pluie.

Le tableau ci-dessus contient les moyennes des observations météorologiques faites à l'Observatoire de Paris (1).

(1) Annuaire météorologique pour 1872, p. 116 et 117.

Du mois de novembre au mois de février la marche du baromètre a été graduellement ascendante. Une flexion de peu d'importance s'est manifestée en mars.

De septembre à janvier la température a toujours diminué ; elle est descendue jusqu'à — 11°. — La moyenne des mois de décembre et de janvier a été inférieure à 0°.

« Les vents dominants ont soufflé du S. E. au S. O., en passant par le S., et les vents de S. O. qui sont pluvieux, ont été violents. Le ciel a été presque constamment couvert et dans les deux mois de décembre et de janvier nous trouvons onze jours de pluie et neuf de neige. En résumé le mois de janvier a été le plus rigoureux (1) »

Quant à l'alimentation, il n'entre pas dans le cadre de ce travail de nous étendre à son sujet. On a pu voir (p. 11) que, durant leur séjour à l'ambulance, nos malades n'ont pas eu à souffrir sous ce rapport.

Caractères des maladies. — Ils se déduisent à la fois de la constitution médicale dont nous venons de parler et des circonstances exceptionnelles au milieu desquelles leur étiologie s'est manifestée. Un trait saillant c'est l'interdigitation de beaucoup de ces maladies, chroniques ou aiguës. Chroniques, elles appelaient sur elles toutes les influences délétères des milieux défavorables qui les enveloppaient ; aiguës, elles avaient une tendance marquée à revêtir des formes particulièrement graves.

(1) Benoist de la Grandière. L'ambulance des sœurs de Saint-Joseph de Cluny. Paris 1871, p. 15.

MALADIES DES PREMIÈRES VOIES

Les premières voies sont tapissées d'un revêtement muqueux, caduque, sans cesse renouvelé dans un organisme jouissant de la plénitude de la santé. C'est ce revêtement muqueux qui peut devenir le siége de la maladie, qui affectera divers caractères, selon la constitution, le tempérament, les habitudes de chaque individu.

Lorsque des causes générales, débilitantes, viennent à déprimer la force vitale, il est facile de concevoir comment la puissance qui tient entre ses mains tous les fils de l'organisme, ait moins de prise sur les confins de son empire, que sur son centre immédiat. Les muqueuses, qui sont à la périphérie de cet organisme, sont les premières à éprouver les effets de ce relâchement. Leur caducité augmente, la secrétion redouble ; la mucosité s'écoule d'abord lentement, puis augmente jusqu'à devenir un véritable flux :

C'est la

MUCINORRHÉE

Quelque aversion que l'on puisse éprouver pour les néologismes en pathologie, surtout lorsqu'une nombreuse synonymie semblerait devoir fournir un nom plus ou moins approprié à la maladie que l'on a sous les yeux, il y a cependant un inconvénient de développer des idées et de classer des faits sous une appellation, qui non-seulement ne rend pas ces idées avec précision, mais laisse les faits sans un lien commun qui les rattache les uns aux autres.

Pour se faire une idée précise de la pathogénie de l'affection dont nous allons parler ici, il faut avoir présent à la pensée, ce que nous avons écrit (1) sur la fonction épithélienne dans

(1) **Principes de Biologie** appliqués à la médecine, p. 89.

l'ordre organique. Sous l'influence, soit d'une constitution médicale adynamique ou ataxique, soit sous l'empire de conditions morales défavorables, la vie organique se ralentit, et son action, comme nous venons de le dire, en se faisant moins sentir aux confins de l'organisme, laisse les membranes muqueuses qui les tapissent, dans un état d'atonie ou de relâchement. Les cellules épithéliennes qui ne tiennent à ces surfaces que par un de leur côté seulement, s'en détachent avec une grande facilité, tombent, se désagrégent, donnant lieu à un suintement muco-lymphéen composé d'épithelium, de petites granulations et d'une matière albuminoïde connue sous le nom de Mucine. Les cellules épithéliennes fournissent les éléments morphologiques de ce catarrhe ; l'épithelium, c'est l'enveloppe, la membrane de ces cellules ; les petites granulations sont les noyaux ou globulins des mêmes cellules épithéliennes, lesquelles, en se crevant, abandonnent le liquide qu'elles contiennent, dans lequel flottent les globulins susmentionnés. La matière albuminoïde, ou mucine, est fournie par les glandes mucinogènes en état d'hypersécrétion par atonie. Cette mucine est gluante comme de la gelée, et s'écoule en laissant sur son trajet un enduit poisseux. Les glandes salivaires elles-mêmes entrent dans ce concert pathologique. On comprendra aisément que si un pareil état se prolongeait, l'organisme s'épuiserait à ce jeu, et cela d'autant plus rapidement, que les personnes, atteintes de cette affection, ont une perte complète d'appétit et conséquemment, rien ne vient remplacer à l'aide d'aliments les pertes irréparables et partant très-sérieuses, dont il vient d'être parlé.

La mucinorrhée se présente sous divers états ou degrés, lesquels passent sans transition, de l'un à l'autre, lorsque la maladie suit son long cours. Elle peut s'arrêter ou se terminer dans l'un ou l'autre de ces états, soit d'une manière naturelle, soit par une médication appropriée. Quelle que soit l'alternative, si elle conserve son cachet primitif *d'affection muqueuse non putride*, le prognostic perdra beaucoup de sa gravité. Toutefois, des incidents, sur lesquels nous aurons à revenir, pourront se produire et changer tout l'aspect de la scène pathologique. Mais restons un instant dans les limites strictes du sujet, et examinons le premier état de cette maladie, celui auquel nous conservons le nom d'Éphémère.

1° **État éphémère.** — C'est la *fièvre éphémère* des nosographes. A l'inappétence, à laquelle il a déjà été fait allusion, il faut ajouter une altération plus ou moins vive. La langue s'élargi ou se déprime; elle est blanchâtre ou jaunâtre et relativement humide eu égard au suintement muqueux (mucine et épithelium) ci-dessus décrit; elle s'agglutine au palais. L'haleine est fade. Les selles sont normales, ou bien il y a constipation. Il y a de la céphalalgie et de la somnolence. Le pouls est fréquent, plein. La peau est chaude, moite; il y a des sueurs. Le malade est fatigué, courbaturé des membres; les reins sont douloureux. De légers frissons, quelquefois intermittents à de courts intervalles, et grande sensibilité au froid.

En thèse générale, le vomitif, comme traitement, est contre-indiqué dans la mucinorrhée; cependant il y a moins d'inconvénients à l'administrer au début de l'*État éphémère* qui précède, qu'à celui de l'*État catarrhal ou muqueux* ci-après. Dans quelques cas exceptionnels et mixtes seulement, on aura donc recours au vomitif. On donnera des boissons acidulées ou tempérantes à doses moyennes, et si l'estomac les tolère, on pourra augmenter progressivement la dose. En cas de constipation on fera intervenir les laxatifs salins. Au fur et à mesure que la fonction digestive reprendra son cours, nourrir le malade, le stimuler, le tonifier à hautes doses dès le début. Cet état, dont la durée est de 4 à 9 jours, sera marqué par une convalescence assez courte.

Treize de nos malades, indemnes de tout autre affection, n'ont parcouru que ce premier état de la maladie! Ce sont : les nᵒˢ 39, 72, 73, 169, 170, 185, 188, 192, 198, 199, 233, 263, et 276.

Cet état éphémère a été symptomatique :

1° De deux affections rhumatismales, nᵒˢ 1 et 16, et intervint comme période d'incubation de la maladie principale.

2° De huit cas de bronchite, nᵒˢ 61, 114, 166, 171, 176, 202, 205 et 265 ; les deux premiers passèrent dans le deuxième état ; chez le nᵒˢ 114, le catarrhe muqueux fit irruption après une longue période d'un mieux relatif, et se termina par une bronchite capillaire qui emporta le malade. Les nᵒˢ 166, 176 et 194 eurent une varicelle consécutive. Enfin, les nᵒˢ 171, 202, 205 et 265 n'eurent pas d'autres complications.

3° D'un cas de pneumonie double, greffée sur un asthme antérieur, nᵒ 125, lequel eut une heureuse issue.

4° D'un cas de pharyngite simple ou angine, nᵒ 165.

5° D'un cas de Pemphigus chronique, nᵒ 167.

6° Enfin, de deux autres cas, nᵒˢ 149 et 173, lesquels en passant par l'état catarral, furent atteints par le scorbut, qui emporta l'un des malades.

2° Etat catarrhal. — C'est la *fièvre catarrhale ou fièvre muqueuse* des nosographes. La sécrétion de mucine est ici à son apogée. L'épithélium, baigné et noyé dans le flux, est complétement entraîné dans le torrent : tout le revêtement muqueux a disparu et la surface qu'il recouvrait est d'un rouge-vineux, la langue comme les parois de la bouche, sur lesquelles est étendu un enduit brillant et transparant, formé par la mucine, matière albuminoïde de sa nature et que l'état fébrile a desséchée. L'intestin s'est pareillement dépouillé, ce que témoignent les selles muqueuses en diarrhée qui sont intervenues. Le malade est dans un état de prostration extrême; la soif est intense; l'appétit nul, et s'il mange, par raison comme il le dit, il ne digère pas et rend les aliments tels qu'il les a ingérés. Le flux s'arrête, par épuisement sans doute. C'est le moment critique : si cet état se prolongeait, l'adynamie et l'ataxie se mettant de la partie, nous arriverions à un état typhode, qui n'est pas la dothiénentérie, c'est-à-dire typhique, mais où le malade peut perdre la vie. La langue, devenue de plus en plus sèche, se fendille et se crevasse; les écailles albuminoïdes se noircissent; lorsque survient le délire, la fin est proche. Le malade meurt d'inanition : inanition amenée 1° par la perte d'une immense réserve de matières albuminoïdes; 2° par le défaut d'alimentation. La résultante de ces deux causes tombe sous le sens commun.

Ces cas de terminaison sont heureusement rares, lorsqu'une thérapeutique rationnelle a su intervenir en temps utile. Cette dernière est d'une simplicité élémentaire; il s'agit de favoriser la reconstitution d'un épithélium buccal nouveau et d'une muqueuse intestinale nouvelle : des boissons acidulées, tempérantes et mucilagineuses en petite quantité et souvent répétées, afin de donner aux surfaces dénudées le temps de les absorber et de réagir sur la peau : soir et matin de l'extrait d'opium pour relever les forces vitales; du vin légèrement coupé d'eau et aromatisé; du vin de quinquina au fur et à mesure que les surfaces perdront de leur sensibilité. Des bouillons, de l'extrait de viande, puis des panades, et enfin, des potages. Le vomitif est non-seulement contre-indiqué dans la majorité des cas, mais il peut amener des résultats funestes.

La maladie est beaucoup plus longue que dans l'état précédent, ainsi que la période de convalescence, que nous avons abrégée par l'usage de ferrugineux, associés au vin de quinquina.

Douze cas sont à noter ici :

Deux d'entre eux, nᵒˢ 106 et 108, paraissent avoir enjambé le premier état : une diarrhée soudaine en a marqué les débuts.

Six, nᵒˢ 21, 56, 60, 62, 89 et 145, ont été consécutifs à un embarras gastrique.

Un autre, nᵒ 61 était affecté d'une bronchite chronique; l'état éphémère fut court; l'état catarrhal, de moyenne durée, fut marqué durant sa convalescence d'une varicelle.

Un autre, nᵒ 196, ayant d'abord contracté une bronchite, fut bientôt atteint de l'état catarrhal.

Enfin, deux cas, nᵒˢ 149 et 173, furent atteint par le scorbut, le premier si gravement, qu'il fut emporté par la maladie.

SEPTICINORRHÉE

Etant donnée la mucinorrhée, telle que nous venons de la dépeindre, il peut se passer sur les muqueuses, sous des influences encore imparfaitement connues, des phénomènes qui donnent lieu à une fermentation putride. Dans ces conditions, il se produit un ferment qui transforme une maladie relativement bénigne en une maladie septique, qui pourra revêtir des formes excessivement graves. Les éléments de ce ferment ne sont pas faciles à définir dans l'état actuel de nos connaissances chimico-biologiques. Il est certain que des phénomènes, analogues à ceux que nous avons mentionnés pour la mucinorrhée, se passent pareillement ici. Mais si dans la mucinorrhée nous n'avons à faire qu'à des éléments morphologiques albuminoïdes, dans la maladie dont nous allons parler, des éléments morphologiques gras, accompagnés de bile, s'ajoutent aux précédents, un dédoublement se produit chez ces derniers et la putridité commence :

C'est la septicinorrhée.

Cette putridité présente plusieurs degrés ou états divers, analogues à ceux que nous venons de passer en revue dans la mucinorrhée; seulement ils sont plus graves comparés entre eux sur les mêmes degrés de l'échelle pathologique.

1ᵒ **État gastrique.** — C'est l'analogue de l'état éphémère; il est connu sous le nom d'*Embarras gastrique*, et caractérisé par de l'anorexie, des nausées, des rapports aigres ou nidoreux, des régurgitations bilieuses, parfois des vomissements, de l'anxiété, une gêne épigastrique. La bouche est amère et pâteuse; la langue saburrale; l'haleine fétide, les selles muqueuses ou bilieuses, sont pareillement fétides. Quelquefois il y a de la constipation. Céphalalgie frontale, insomnie, prostration et coloration jaunâtre des sclérotiques, des lèvres et du sillon naso-labial. L'urine est rare et sédimenteuse. Fièvre; pouls normal ou un peu agité.

Il se passe évidemment dans l'estomac quelque chose d'inaccoutumé. La digestion est pénible; elle est putride et donne naissance au ferment qui rendra la maladie septique.

L'indication est péremptoire : il faut évacuer l'élément délétère nouvellement formé et l'évacuer par le chemin le plus court, c'est-à-dire par la bouche afin de préserver l'intestin de son contact. Un vomitif, répété au besoin; puis subséquemment, des purgatifs salins, suivis de limonade citrique ou tartrique. De l'eau vineuse; stimuler les fonctions vitales. Diète passagère; aussitôt que possible, nourrir le malade.

L'embarras gastrique peut se terminer comme tel, ou suivre sa marche vers l'état suivant. C'est pour nous une satisfaction véritable que de rappeler à cette occasion ce que nous avons entendu dire à M. Béhier, un maître dans l'art d'observer au lit des malades, à savoir : que l'embarras gastrique faisait souvent anti-chambre à la fièvre typhoïde. Soit que le ferment typhique n'ait pas été complétement éliminé par les vomitifs, soit qu'il se fût simultanément développé dans l'intestin, la fièvre typhoïde souvent se déclare consécutivement à un embaras gastrique.

Seize cas d'embarras gastrique sans complication ultérieure, nos 19, 22, 23, 29, 30, 40, 64, 82, 95, 99, 100, 120, 121, 144, 146 et 174, ont été traités dans notre ambulance. Deux d'entre eux, nos 64 et 82, nous ont paru consécutifs à un état anémique dont nous n'avons pu remonter à la source.

Un autre cas, no 25, a été précédé de diarrhée et suivi de constipation.

Trois cas, nos 53, 148, et 288, ont été suivis de diarrhée; mais le no 148 était affecté d'une bronchite chronique, devenue passagèrement bronchorrhée, puis guérie.

Chez un autre, no 65, il était accompagné d'une nostalgie des plus intense.

Dans deux cas encore, nos 34 et 69, nous l'avons vu associé à de la gastrodynie, l'une chronique et l'autre récente.

Six cas, nos 21, 56, 60, 62, 89, et 145, ont été suivis de fièvre muqueuse, comme pour attester l'affinité qui existe entre la mucinorrhée et la septicinorrhée. Il est probable que le ferment typhique fut complétement évacué par la bouche, l'intestin en ayant été préservé, et la maladie continuant, ce fut l'état catarrhal de la mucinorrhée qui dut nécessairement se produire. Chez les n°ˢ 21 et 60, l'état catarrhal apparut comme dernier épisode; tandis que chez le n° 89, il y eut une varicelle consécutive. Chez les n°ˢ 56 et 62, il fut d'abord suivi de pharyngite simple, puis vint la fièvre dite muqueuse ou catarrhale. Enfin, le n° 145 fut gravement atteint de scorbut, comme épiphénomène pathologique.

L'embarras gastrique s'est montré symptomatique : 1° de six cas de variole, n°ˢ 45, 75, 84, 96, 123 et 243 ; 2° d'un cas de varioloïde n° 105; 3° de six de dothiénentérie, n°ˢ 37, 92, 112, 115, 117 et 253; et 4° enfin de deux septicémies palustres ou fièvre intermitente, n°ˢ 8 et 10.

2° **État intestinal.** — DOTHIÉNENTÉRIE *ou fièvre typhoïde*. Le canal intestinal offre un terrain bien autrement favorable au développement du ferment typhique, que l'estomac. Il s'y développe avec rapidité, s'accumule sur les glandes de Peyer, y forme des pustules, à l'instar des pustules varioliques, mais au lieu de se dessécher, elles suppurent et donnent lieu à des ulcères. La gravité de la maladie est en raison directe du nombre et de l'étendue de ces pustules et ulcères consécutifs, comme le nombre et l'étendue des pustules varioliques déterminent le degré de gravité de la variole (1). Il peut y avoir des dothiénentéries confluentes, comme des varioles confluentes, donnant naissance à des hémorrhagies intestinales analogues aux hémorrhagies varioliques.

Une fois que le ferment typhique a envahi l'intestin, il faut se hâter de l'en débarrasser. Un thérapeutiste émérite, M. Hérard, que nous aimons à citer, insiste beaucoup, dans ses instructions cliniques, sur l'opportunité des purgatifs chez les sujets atteints de dothiénentérie. C'est, en effet, l'indication la plus urgente; il faut nettoyer le canal intestinal, lequel va devenir le siége de fermentations putrides. Le canal intestinal est, qu'on me passe l'expression, le grand égout collecteur du corps humain, où se concentre la majeure partie du drainage de la fabrique organique. L'arrêt, en cet endroit, des matières fécales, est un incident aggra-

---

(1) Dans le courant de décembre dernier, nous avons assisté à l'autopsie d'une dothiénentérie, devenue rapidement ataxique très-prononcée, chez une malade du service de M. Hérard, et chez laquelle la mort survint d'une manière presque foudroyante. Les plaques ulcérées avaient une très-grande étendue et en maints endroits étaient confluentes.

vant dans la dothiénentérie, en ce que non-seulement il favorise la fermentation putride, mais lorsque celle-ci existe, il coopère à l'accumulation du ferment qui se multiplie parfois dans une proportion effrayante.

Aussitôt que l'intestin sera nettoyé, on donnera des boissons acidulées et tempérantes, des stimulants, de l'extrait de quinquina, de l'opium, du musc, du vin et des bouillons, afin de conserver ce qui reste de force vitale pour lutter avantageusement avec les phases ultérieures de la maladie. — Surveiller les complications.

Du canal intestinal, le ferment typhique pourra passer par contact dans la circulation. Il y aura alors septicémie dans le sens de M. Piorry. C'est un des modes de contagion de la dothiénentérie : contagion toute individuelle comme on le voit. Un second mode de contagion a lieu par l'intermédiaire des évacuations, lorsque ces dernières sont répandues sur des surfaces où elles peuvent se dessécher et être réduites en poussière. Le ferment, en pareil cas, pourra s'élever dans l'atmosphère ambiante, se répandre dans une zône que nous ne pouvons mesurer, et pour peu que ce ferment rencontre un terrain propice à son développement, il pourra reproduire la maladie par contagion.

Ce mode, heureusement, est peu commun de nos jours en France, où l'on fait intervenir les règles de l'hygiène. Aussi la dothiénentérie n'est généralement pas réputée contagieuse. Elle est contagieuse en théorie, mais peu dans la pratique : les conditions essentielles de la contagion manquants. Mais faites intervenir l'encombrement et la malpropreté et vous créerez le typhus épidémique, dont la race teutone a le secret, connaît les ravages, et envers lequel elle nourrit une sainte épouvante.

Un cas s'est présenté, n° 112, que je considère plus grave encore que le typhus, car je ne suis pas éloigné de croire que la dothiénentérie et la variole s'y étaient donné rendez-vous, et si cette dernière ne s'y est pas développée jusqu'à la pustulation, c'est que les ravages de la première ne lui en ont pas donné le temps. Le sujet eut-il vécu quelques jours de plus, il est probable qu'il nous aurait fourni un exemple, imparfait peut-être, de la peste d'Orient.

Le premier cas, n° 14, qui se présenta dans mon service était consécutif à une dysenterie, et fut évacué sur l'ambulance préposée, dans l'origine, à cette maladie (voir p. 9).

Forme ataxo-adynamique. — Sept cas, n°ˢ 37, 92, 112, 115, 117, 249 et 253, revêtirent cette forme ; le premier, n° 37, fut évacué comme le n° 14; les six autres, ainsi que les suivants, furent traités dans mon service. Il y eut quatre décès, n°ˢ 112, 117, 249 et 253. Le n° 117 mourut le 21 février 1871; la maladie avait débuté à-peu-près à la même époque que chez le n° 112, dont nous parlerons plus bas. Du 19 au 25 novembre, il y eut exagération des symptômes nerveux; en plus une brancho-pneumonie et un abcès strumeux sous l'aisselle droite. Du 25 novembre au 15 décembre, ce fut une période de convalescence, un hématome à la fesse droite apparut; mais tout nous faisait encore espérer une heureuse issue, lorsque à cette époque, sous l'influence morale, croyons-nous, des nouvelles désastreuses qui nous arrivaient de toutes parts, la nutrition resta inactive, le scorbut s'étendit comme un voile sur cette pénible scène. Nous eûmes d'abord une gingivite, qui fut héroïquement combattue pendant quelque temps. Enfin, vers le 29 janvier, le purpura avait envahi les extrémités inférieures par des taches disséminées ; celles-ci devinrent confluentes, puis hémorrhagiques, et le 21 février, la mort terminait cette existence par une lente agonie.

Le n° 253 mourut le 14 mars, dans le troisième septenaire, sans avoir offert de complications morbides. La nostalgie eut ici une certaine influence dépressive. C'était le moment où la garde mobile était renvoyée dans ses foyers : notre malade, qui était breton, voyant ses compagnons retourner au pays sans lui, tomba peu à peu dans un marasme dont il fut impossible de le faire sortir, quelque effort que fissent les sœurs charitables qui ne le quittèrent pas un seul instant.

Une diarrhée muqueuse dont était atteint le n° 249 dégénéra bientôt en fièvre typhoïde ataxo-adynamique des plus graves ; les symptômes nerveux s'exagérant, la terminaison fut promptement fatale. C'était un infirmier militaire qui, à l'époque où il mourut, le 1ᵉʳ mars, succombait à la fatigue de sa pénible mission.

Un autre infirmier militaire, n° 115, dont la maladie marcha parallèlement avec celle du n° 117, la forme étant ataxo-adynamique très-grave, présenta comme complications, du 5 au 9 novembre, du météorisme, de la diarrhée et une brancho-pneumonie, mais sans exagération des symptômes nerveux. Il entra franchement en convalescence vers le 25 novembre, eut un stéatome à la joue droite, excisé le 18 décembre, et sortit guéri le 9 janvier.

Une autre forme ataxo-adynamique, n° 92, présenta moins de gravité et n'eut aucune complication. Sa marche fut des plus régulières ; la convalescence fut marquée par une varioloïde du

15 au 25 novembre, durant laquelle se manifesta un peu de délire ;
mais le 27 novembre, la convalescence reprit son cours normal,
et le 10 décembre, le rétablissement était complet.

Le n° 112, mourut le 25 novembre, dans le troisième septenaire, d'escarres au sacrum, aux jambes, aux bras et au thorax.
Dès le 9 novembre, il y eut exagération des symptômes nerveux ;
quelques temps après, la surface du corps pris l'aspect du rash
caractéristique de la variole hémorrhagique ; mais la mort survint aussitôt après, sans que nous pûmes constater si des pustules
varioliques eussent fait leur apparition.

Forme ataxique. — Quatre cas, n°s 157, 172, 184, et 206,
ont revêtu la forme ataxique ; les n°s 157 et 184, gardes mobiles,
ont eu une terminaison fatale. Nous ne pûmes recueillir aucun
renseignement précis sur les débuts de leur maladie ; tous deux,
en entrant, étant déjà dans un délire dont ils ne sortirent que
temporairement pendant leur séjour à l'ambulance. La nostalgie a dû jouer un grand rôle dans l'étiologie de l'affection
dont ils étaient atteints ; car, dans leur délire ils prononçaient
des noms rappelant les proches et la patrie absente. Tous deux
étaient émaciés, comme si l'inanition avait eu sa part dans l'œuvre pathologique. Toujours est-il que, tout en combattant les
symptômes de la maladie, nous ne pûmes réussir de les nourrir
suffisamment, surtout le n° 157, qui mourut le 24 décembre.
Quant au n° 184, il y eut un instant d'espoir, mais le 22 janvier
dans le cours de la convalescence la diarrhée fit irruption. Celle-ci
fut combattue ; elle devint intermitente, et le 19 février une hy-
percrinie entraîna le malade le lendemain.

Le n° 206, soldat de la ligne, entré le 27 janvier, était malade
depuis le 13 du même mois. Il était affecté d'une bronchite
chronique. Il toussait et expectorait profusément à l'époque de
son entrée dans l'ambulance. Il était pareillement émacié. Vers
le 5 février, le délire se manifesta d'une manière intense et
continua avec de légères rémissions le matin. La muqueuse
labio-nasale s'ulcéra, de même que le chanfrein du nez ; le
malade dans son délire y portait constamment la main, ce qui
en rendait le pansement extrêmement difficile. On dut se borner
à des applications, souvent répétées dans la journée, d'alcool
camphré, d'abord dilué, puis rectifié, ce qui réussit complète-
ment. Pendant ce temps, le malade entra en convalescence et fut
évacué, le 20 mars, sur l'ambulance de la rue Violet, n° 36. Nous
le rencontrâmes en avril ; il avait repris un tel embonpoint, que
nous fûmes quelques temps avant de le reconnaître.

Quant au n° 172, autre soldat de la ligne, dont la forme de la maladie, intentionnellement ataxique, engendra la variété bilieuse, était consécutive à une fièvre intermittente quotidienne d'ancienne date, et explique parfaitement le caractère définitif qu'à revêtu cette dothiénentérie, c'est-à-dire une septicémie mixte.

La fièvre, dite intermittente quotidienne, est une septicémie palustre du type rémittent. Or, nous savons que la forme rémittente de ces maladies est une forme grave, par rapport au type intermittent proprement dit ou tierce, quaternaire, etc., etc.

C'est une fièvre continue, avec exacerbation journalière que cette fièvre dit intermittente quotidienne. De même que ses congénères, elle affecte le soit-disant plasma du sang, plasma que nous avons dit être de nature cellulaire, cellules que nous avons appelées protéennes. Les cellules protéennes, par conséquent, sont affectées pathologiquement par le ferment palustre. Des cellules protéennes aux cellules épithéliennes il n'y a qu'un pas, quand il s'agit de la muqueuse intestinale, siége de la dothiénentérie. Rien de plus logique qu'une fièvre dite typhoïde, c'est-à-dire une septicémie animale, affectant le revêtement muqueux de l'intestin, puisse devenir consécutive à une fièvre dite rémittente, c'est-à-dire une septicémie palustre grave, affectant le plasma du sang ou cellules protéennes, source des cellules épithéliennes, appelées à constituer le revêtement muqueux de l'intestin dont nous venons de parler.

Pour en revenir à notre n° 172, après une période de calme, il eut un nouvel accès de fièvre quotidienne vers le 7 décembre. Entré à l'ambulance le 20 décembre, la forme ataxique, var. bilieuse, se manifesta vers le 29 du même mois. Nous étions au plus mauvais moment du siége; la constitution médicale de cette période touchait à son apogée. Le 31 décembre, une pneumonie double apparut : la progression était logique. Le 5 janvier notre malade succombait comme foudroyé par les deux septicémies combinées.

Non classés. — Enfin trois cas de dothiénentérie n°ˢ 14, 257 et 268, se présentèrent dans mon service. Le n° 14, consécutif à une dysenterie ; le n° 268 portait en entrant une bronchite, contractée le 26 février ; vers le 17 mars, la fièvre dite typhoïde entra dans le concert pathologique, mais ayant été évacué le 20 mars sur l'ambulance de la rue Violet, n° 36, nous n'avons pas su quelle en a été l'issue. Il en fut de même du n° 257 ; dès le 22 février, il se plaignit d'une céphalalgie intense; le 2 mars, il fut pris de diarrhée, et lors de son évacuation, le 20 mars, la fièvre dite typhoïde n'était encore que latente.

Diarrhée. — Nous avons eu neuf cas de diarrhée pure et simple qui paraissent avoir eu pour causes une nourriture mal préparée, et partant, défectueuse, et l'influence du froid et de l'humidité, auxquelles on peut ajouter la fatigue.

Trois cas, n° 12, 222 et 231, ont été évacués sur la province; le premier avant le siége, ayant comme complication un ongle incarné à l'un des pieds ; les deux autres après l'armistice.

Les six autres, n°ˢ 18, 38, 182, 251, 270 et 285, sont sortis du service, guéris.

Un cas, n° 25, a été symptomatique d'un embarras gastrique suivi de constipation ; un autre, n⁰ 249, d'une dothiénentérie; deux autres encore, n°ˢ 106 et 108, le furent d'une fièvre muqueuse.

La diarrhée s'est montrée une fois, n° 188, consécutive à une fièvre éphémère; deux fois, n°ˢ 53 et 288, elle fut consécutive à un embarras gastrique, et deux fois, n°ˢ 145 et 173, consécutive à un embarras gastrique suivi de fièvre muqueuse et d'affection scorbutique.

Dans huit cas, n°ˢ 148, 179, 210, 256, 262, 269, 279 et 281, la diarrhée a été consécutive à une bronchite, et dans deux autres, n°ˢ 35 et 153, à une laryngite : ulcéreuse et dépendant d'accidents secondaires de syphilis, chez le premier ; simple, chez le deuxième.

Enfin une diarrhée chronique, n° 158, s'est compliquée de dysenterie.

Constipation. — Le seul cas de constipation que nous ayons rencontré est le n° 25, laquelle s'est montrée consécutive à un embarras gastrique, lui-même précédé d'une diarrhée.

Dysenterie. — Vingt cas de dysenterie pure et simple ont été traités dans notre ambulance. Trois furent évacués sur la province, n°ˢ 11, 15 et 16, avant l'investissement de la capitale ; les dix-sept restants, n°ˢ 9, 20, 24, 44, 66, 67, 68, 70, 83, 87, 88, 90, 98, 102, 104, 118 et 134, sortirent guéris. Le n° 102 avait comme maladie antérieure, un Ileus ou coliques du miserere, paraissant remonter à six ou sept mois, à en juger sur l'interrogatoire du malade. Nous le traitâmes pour cette dernière affection depuis la fin d'octobre jusqu'au mois de janvier suivant.

Un cas, n° 14, a été suivi de fièvre typhoïde, évacué sur l'ambulance destiné à cette dernière maladie. Un deuxième, n° 79, le fut de variole. Un troisième cas, n° 74, a été consécutif à une bronchite chronique; un autre encore, n° 152, consécutif à un

Ecthyma chronique. Le n° 93 fut accompagné de pyrosis; le n° 126, de rhumatisme musculaire; le n° 71, enfin, d'anémie. Une dysenterie passagère, n° 168, s'est montrée associée à une fièvre rémittente, ou soit-disant intermittente quotidienne.

Parmi les autres affections, peu nombreuses, des premières voies nous citerons :

Gastro-entérite chronique. — Un seul cas, n° 252, sorti amélioré de l'ambulance.

Gastrite aiguë. — Deux cas, l'un, n° 97, consécutif à des abcès strumeux du cou; l'autre, n° 122, avait pour cause l'alcoolisme. Ce dernier eut une extinction de voix le 20 octobre, entra à l'ambulance le 5 novembre ; vers le 9 du même mois il eut une entéralgie aiguë, accompagnée de flatuosité et mourut le 5 janvier suivant, considérablement émacié : son estomac ayant été rebelle à toute espèce de nourriture.

Pyrosis. — Nous avons déjà mentionné ce cas, n° 93, comme associé à une dysenterie.

Ileus. — Un cas d'Ileus chronique, n° 102, est déjà mentionné parmi les dysenteries.

Gastralgie. — Deux cas de gastralgie, n° 224 et 244, l'un évacué sur la province après la conclusion de l'armistice, l'autre sorti guéri le 26 février.

Gastrodynie. — Des deux cas observés, l'un, n° 34, était chronique et avait donné lieu à un embarras gastrique; l'autre, n° 69, a été consécutif à un embarras gastrique.

Entéralgie. — A part le n° 97, un second cas d'entéralgie qui ne se trouva associé à aucune autre affection, à été observé chez un garde mobile du Finistère, n° 266, et céda au bout de quatorze jours à un traitement calmant.

MALADIES DES VOIES RESPIRATOIRES

A. *Voies supérieures, mixtes, à parois muqueuses.* — Elles comprennent le conduit nasal et le pharynx.

Le conduit auditif est mentionné ici pour les besoins de notre classification nosologique.

Ce que nous avons dit à pages 20 et 24 s'applique pareillement à ces diverses régions : l'affection peut rester non putride ou devenir putride ou septicémique.

Des fosses nasales, la maladie peut s'étendre soit dans les voies inférieures de la respiration et donner lieu soit à une bronchite, soit à une pneumonie, ou descendre dans les premières voies et donner naissance à un état catarrhal ou à un état intestinal dothiénentérique, selon la constitution médicale du moment, ou le tempéramment de l'individu.

Coryza. — Un seul cas, n° 32, mais rebelle, lequel ne présenta pas d'autres particularités, si ce n'est un peu de courbature au début.

Pharyngite simple ou **Angine.** — La cause de cette affection est due à des variations de température : une transition brusque du chaud au froid et *vice versa*, du froid au chaud. Le premier symptôme est la sécheresse et la rougeur du pharynx; un enrouement ou altération de la voix en est la conséquence. La luette est tuméfiée, parfois déviée, allongée et, par sa sécheresse, chatouille le fond de la gorge, provoque la toux, occasionne des nausées et parfois des vomissements. Cette sécheresse du pharynx a pour cause l'absence de lubréfaction : soit que la sécrétion de mucine soit diminuée ou arrêtée, soit que l'épithelium desséché en recouvrant les glandes mucinogènes, soit un impédimentum à cette sécrétion, le fait palpable est là. Arrive le moment où cette couche desséchée d'épithelium se rompt, la sécrétion de la mucine reparaît avec des éléments morphologiques nouveaux qui entraînent les anciens. C'est alors que la bouche se remplit de mucosités filantes, la toux devenant gutturale. La langue est blanchâtre sur un fond rouge plus ou moins intense; l'haleine est fade ou fétide, selon les complications consécutives qui se préparent. Souvent il y aura de la courbature, un état fébrile et de la céphalalgie.

Six cas, nᵒˢ 17, 48, 51, 57, 163 et 165, ont passé dans notre ambulance. Le premier fut évacué sur la province avant le siége; les cinq restants en sortirent guéris. Le dernier seul eut pour accompagnement de la courbature.

Un grand nombre de nos défenseurs, atteints de pharyngite, ne se firent pas porter malades et restèrent dans leurs cantonnements, les uns aux avant-postes, les autres dans les casernes.

Trois cas de pharyngite, nᵒˢ 56, 62 et 149, se sont produits avec d'autres affections. Chez les nᵒˢ 56 et 62, un embarras gastrique apparaît comme première manifestation pathologique; il est suivi de pharyngite ; puis, d'une fièvre catarrhale assez intense. Chez le nᵒ 149, ce fut d'abord une fièvre éphémère, puis la pharyngite, puis la fièvre catarrhale ; enfin le scorbut vint prendre possession de la scène.

Amygdalite ou **Angine tonsillaire**. — Les symptômes de la pharyngite s'aggravant, les amygdales se tuméfient, et dans beaucoup de cas, suppurent.

Deux cas seulement, nᵒˢ 49 et 91, se présentèrent dans notre service. La résolution eut lieu sans suppuration.

Otorrhée. — Un cas, nᵒ 254, accompagné de céphalalgie ; deux autres, nᵒˢ 195 et 275, avec laryngite consécutive, suivie chez le dernier, de broncho-pneumonie avec terminaison fatale ; tandis que les nᵒˢ 195 et 254, sortirent guéris.

B. *Voies intermédiaires*. — *Parois séreuses*.

Laryngite. — Quatre cas de laryngite simple, nᵒˢ 187, 213, 215 et 223, guérirent dans un laps de temps assez court. Un cinquième cas, nᵒ 218, fut suivi de varicelle. Un sixième, nᵒ 153, de diarrhée. Un septième, nᵒ 175, passa à une broncho-pneumonie typhique dont la terminaison fut fatale.

Deux cas apparurent consécutivement à une otorrhée (strumeuse), ainsi que nous venons de le dire.

Aphonie. — Mentionnons ici le nᵒ 122, entré le 5 novembre pour une gastrite, lequel avait une extinction de voix depuis le 20 octobre. Elle s'améliora dans le courant de novembre et de décembre ; mais l'affection principale prit une tournure défavorable, grâce aux habitudes d'intempérance du malade.

Laryngo-bronchite. — Quatre cas de laryngo-bronchite sans complications ultérieures, nᵒˢ 217, 221, 226 et 237, furent traités et guéris.

C. *Voies inférieures. Parois séreuses.* — Les voies inférieures de la respiration sont intentionnellement une paroi ou cloison, interposée entre l'air atmosphérique, venant de l'extérieur, et le sang qui circule à l'intérieur du corps. Cette cloison, ramassée sur elle-même, constitue des méandres ou des labyrinthes qui lui permettent de se loger dans une région comparativement restreinte du corps, la poitrine, sorte de coffre blindé par le système osseux. Si l'on se représente par la pensée, tous ces méandres ou labyrinthes étalés en une surface membraneuse unie et continue, on se fera une idée de l'étendue de la surface respiratoire, laquelle ne cèdera rien en développement à celle de la peau enveloppant le corps tout entier.

Les poumons, ramenés à cette conception d'une membrane respiratoire, jouent le rôle de *dialyseurs* dans le phénomène de la respiration. L'air libre se trouve d'un côté, le sang occupe l'autre côté. L'air est un mélange physique d'un nombre déterminé d'éléments; l'un de ces éléments, l'oxygène, traverse la membrane respiratoire pour entrer dans le sang; le sang de son côté, chargé d'acide carbonique, abandonne cet acide qui traverse pareillement la membrane respiratoire pour se mélanger à l'air expiré et dorénavant irrespirable, avec accompagnement de vapeurs d'eau : c'est le phénomène de la respiration. Quant à l'acte de la respiration, nous y reviendrons dans nos *Principes de Biologie* en traitant de la morphologie du fluide nourricier.

Pour que le phénomène dont nous parlons puisse s'accomplir dans des conditions normales, il faut que la trame du sujet soit parfaite. Quelle est la nature intime de cette trame, c'est ce que dans l'état actuel de nos connaissances, nous ne saurions préciser. On peut en dire autant de toutes les membranes qui remplissent des fonctions analogues.

Mais si la structure intime de la membrane respiratoire, qui seule nous occupe ici, est encore à étudier, nous pouvons affirmer une chose, c'est qu'elle est parfois congénitalement imparfaite et souvent consécutivement altérée. Là est la clef de la plupart des affections morbides dont elle est le siége.

Les bronches seules pourront être affectées d'une manière analogue à l'affection pharyngienne : en pareil cas nous aurons une bronchite, comme nous avons eu la pharyngite. La cause de cette affection sera essentiellement thermique; toutefois, le tempérament pourra en modifier la modalité.

Durant la période de résolution de cette bronchite nous aurons une bronchorrhée au premier degré : crachats blanchâtres, spumeux, mélangés de bulles d'air et de quelques éléments morphologiques épithéliens.

Chez des sujets lymphatiques et cachectiques, la bronchorrhée pourra revêtir deux états : 1° celui où la membrane respiratoire, originairement ou consécutivement affaiblie, relaxée ou atonique, permettra au sérum seul de transuder à travers ses parois : ce sérum étant un composé d'eau et d'une substance albuminoïde, la sérine, nous serons en présence d'une *sérinorrhée* simple; 2° celui où la membrane respiratoire se trouve plus relaxée encore, de façon à livrer passage, non-seulement au sérum, mais aux éléments fibrinoplastique et fibrinogène du sang, ce qui constituera une *fibrinorrhée* : la sérine et la fibrine, en état de régression, formeront ensemble ce qu'en pathologie on est convenu d'appeler le muco-pus dans la bronchite simple, ou capilaire, d'où la pneumo-bronchorrhée.

Le tissu de la membrane respiratoire pourra devenir le siége d'une inflammation : l'exudum, plastique de sa nature, au lieu de s'écouler, restera d'abord stationnaire et remplira la majeure partie des culs de sac respiratoires. Ceux-ci se tuméfieront ; le réseau vasculaire s'engorgera ; quelques vaisseaux sanguins se rompront et le sang proprement dit, en se mélangeant à l'exudum, lui communiquera cette couleur de rouille particulière à la pneumonie. Lorsque l'affection s'étendra aux bronches, ce sera la broncho-pneumonie.

Si la membrane respiratoire, en livrant passage au sérum, vient à retenir et à fixer dans ses mailles les cellules protéennes qui constituent la fibrine, lesdites cellules formeront les nucléus ou noyaux des futurs tubercules de la phthisie pulmonaire ou tuberculose. Nous reviendrons ailleurs sur ce sujet, un des plus vastes de la pathologie. Il nous suffisait de l'indiquer ici.

Dans certaines conditions des organes respiratoires, et sur lesquelles nous ne voulons pas nous étendre pour le moment, il se produit des hémorrhagie à divers degrés : ce sont les hémoptysies liées parfois au système général de la circulation.

Bronchite. — Les cas de *bronchite aiguë* ont été très-nombreux ; leur nombre s'élève à trente. Sur ce chiffre, vingt et un, n°s 107, 127, 178, 191, 201, 203, 212, 216, 220, 228, 232, 234, 235, 239, 240, 247, 250, 255, 258, 273 et 277, n'ont présenté aucune complication ultérieure; les n°s 228, 235 et 239, furent évacués sur la province après l'armistice; le n° 277, sur l'ambulance de la rue Violet, n° 36, tandis que les autres sortirent guéris.

Quatre cas, n°ˢ 183, 202, 205 et 265, eurent pour symptômes prémoniteurs une fièvre éphémère ; un cinquième, n° 54, une céphalalgie intense.

Chez les n°ˢ 128 et 204, elle dégénéra en broncho-pneumonie typhique, laquelle emporta les deux malades.

Enfin, la bronchite s'est montrée consécutive à la variole dans trois cas, n°ˢ 189, 190 et 209, et à la varicelle dans un quatrième cas, n° 166. Elle eut une terminaison fatale chez le n° 209.

Comme affections consécutives à la bronchite, nous avons à noter :

1° Une diarrhée chez les n°ˢ 256, 262, 279 et 281 ; les deux derniers sortirent guéris, tandis que les deux premiers furent évacués le 20 mars sur l'ambulance de la rue Violet, n° 36.

2° Une fièvre catarrhale ou muqueuse, n° 196, évacué sur la province, le 22 février 1871, en voie de guérison.

3° Une dothiénentérie, n° 268, évacué le 20 mars sur l'ambulance de la rue Violet, n° 36.

La *bronchite sub-aiguë* nous a donné deux cas ; l'un, n° 142, n'eut rien de particulier ; tandis que l'autre, n° 171, fut précédé d'une courbature ou fièvre éphémère.

Seize cas de *bronchite chronique*, n°ˢ 2, 31, 81, 138, 140, 141, 160, 177, 180, 181, 193, 200, 207, 208, 227 et 259, furent traités dans mon service. Les deux premiers furent évacués sur la province avant le siége ; les n°ˢ 193 et 200, le furent après ; les autres sortirent améliorés et valides.

Dans cinq autres cas, n°ˢ 179, 210, 256, 262 et 269, il se produisit une diarrhée consécutive.

Chez un autre, n° 148, avec la bronchite s'est manifesté un embarras gastrique, suivie de bronchorrhée, puis de diarrhée.

Chez un autre encore, n° 206, une fièvre typhoïde ataxique fit irruption.

Enfin, un cas, n° 74, s'est présenté où la dysenterie s'est mise de la partie.

Chez le n° 156, il y eut une varioloïde consécutive ; et chez le n° 61, une fièvre muqueuse, puis une varicelle.

Le n° 176, fut précédé d'une fièvre éphémère et suivi d'une varicelle. Quant au n° 271 il fut envahi par le scorbut.

Un cas dont la terminaison a été fatale, n° 114, avait débuté par une courbature ou fièvre éphémère. Pendant quelque temps, il semblait que l'issue en serait heureuse ; mais au bout de quatre mois, la bronchite devint capillaire, et le sujet mourut. Mentionnons ici un autre cas de bronchite aiguë, n° 238, où elle devint capillaire en peu de temps, et dont la terminaison fut pareillement fatale.

Bronchorrhée. — Cette affection, peu commune à l'âge auquel appartenaient nos malades, ne s'est présentée que deux fois, passagèrement, la première chez un mobile, n° 148, entré avec une bronchite chronique à laquelle s'était surajouté un embarras gastrique. La bronchorrhée fut suivie de diarrhée. La seconde, n° 110, dépendait pareillement d'une bronchite chronique et était associée à une épilepsie.

Bronchite capillaire. — Elle s'est montrée consécutive et fatale dans deux cas, chez l'un, n° 114, la bronchite était originairement chronique, tandis que chez le n° 238, elle était aiguë.

Broncho-pneumonie. — La broncho-pneumonie s'est montrée généralement fatale quelle que fut son origine, aiguë ou chronique. Sur onze cas qui se sont présentés, neuf ont payé leur tribut à la constitution médicale qui, à cette époque, étendait son voile funèbre sur la malheureuse cité assiégée.

Sur cinq cas aigus, n°ˢ 211, 229, 248, 261 et 264, le premier seul fut sauvé, et cependant elle se manifesta le 17 janvier durant la période la plus néfaste, et le malade sortit guéri le 12 février. Chez les quatre autres, la marche de la maladie devint typhique : ils succombèrent.

Les deux cas chroniques n°ˢ 110 et 219, laissèrent un succès entre nos mains. Mais ajoutons de suite que le n° 110 dont il est ici question, bien que sorti amélioré le 10 février, n'était pas un homme valide. Les attaques épileptiformes, assez fréquentes à l'époque de son entrée à l'ambulance, avaient cessé vers la fin de son séjour ; mais peut-être se sont-elles renouvelées depuis sa sortie, de même que les hémoptysies passagères auxquelles il avait été également en proie. Un fait à noter, c'est que chaque attaque épileptiforme était accompagnée d'une bronchorrhée passagère qui se terminait par les hémoptysies dont il s'agit.

C'est un exemple curieux qu'un homme, avec deux complications aussi sérieuses, ait pu résister au torrent qui emportait ses camarades. Quant au n° 219, qui ne présenta aucune complication, la maladie marcha rapidement vers une terminaison fatale, en empruntant à la constitution médicale un caractère typhique.

Cette maladie s'est montrée consécutive :

1° A deux cas de bronchite aiguë, n°ˢ 128 et 204 : la transition était toute naturelle. Mais ils ne se bornèrent pas seulement au caractère adynamique et typhique, ils furent franchement purulents : la septicémie entrait ainsi sur le terrain des voies respiratoires.

2° A deux cas de laryngite, n° 175 et 275. Le premier suivit à peu près la même marche que les deux précédents, la purulence exceptée. Quant au deuxième, nous avions au fond du tableau une otorrhée strumeuse, indice d'un terrain défavorable ; la laryngite intervenant dans ces circonstances, on ne s'étonnera pas de la forme typhique qu'elle revêtit ni de sa terminaison fatale.

Pneumonie. — Sur les six cas de pneumonie observés, un seul, n° 132, s'est présenté franc de tout autre affection. La maladie a été unilatérale, dextre, et eut une heureuse issue.

Nous l'avons vue consécutive : 1° à une fièvre éphémère, n° 125, avec asthme antérieur ; elle fut double et guérit comme la précédente ;

2° A un état catarrhal, n° 173, sur lequel, le scorbut jeta quelques pâles reflets ; l'affection fut unilatérale, sénestre, avec une céphalalgie intense et de la diarrhée. La guérison eut lieu ;

3° A une bronchite chronique, n° 159, elle-même suivie de diarrhée ; elle fut double, devint adynamique : le sujet succomba ;

4° A une septicémie palustre, n°ˢ 78 et 172 ; chez le premier, la forme était intermittente, tierce. Un rhumatisme articulaire sub-aigu entra d'abord sur la scène, et se termina par une hydarthrose du genou droit ; puis survint une pneumonie unilatérale, dextre ; la guérison s'en suivit. Chez le deuxième, n° 172, la forme était quotidienne, c'est-à-dire rémittente, partant plus grave que la précédente ; survint une fièvre typhoïde ataxique, variété bilieuse ; une pneumonie double vint mettre le comble à la désorganisation du sujet qui nous occupe, lequel succomba.

Phthisie pulmonaire. — Nous avons eu un seul cas de phthisie pulmonaire, n° 52. C'était un ancien soldat de la ligne, rappelé au service actif. Dès le 4 septembre, il sentit les premières atteintes du mal qui devait l'emporter. La diarrhée se mit de la partie, et ce ne fut que le 3 octobre qu'il arriva à l'ambulance avec une entérite aiguë, symptôme indubitable d'une péritonite granuleuse ou tuberculeuse. La diarrhée fut combattue avec quelques succès jusqu'au 20 décembre, où elle reparut, se maintint avec quelques rémissions : la péritonite étant passée à l'état chronique. Le 4 février, herpès labialis qui fut guéri vers le 15. Désireux de rentrer dans ses foyers, il fut désigné pour faire partie d'un convoi dirigé sur la province. L'irrégularité des départs fut cause que, pendant deux jours consécutifs, il dut se lever avant le jour, aller à la gare par une température inclémente, attendre dans une salle non chauffée l'ordre du départ. Deux fois, il rentra ainsi à l'ambulance, transi par le froid. Il fut incapable d'une troisième tentative de départ : il se remit au lit et mourut le 22 février, à la veille d'être rendu à sa famille.

Hémoptysie. — Deux cas d'hémoptysie, l'un, n° 110, associé à une broncho-pneumonie chronique compliquée d'épilepsie ; l'autre, n° 129, tenait à une affection cardiaque. Le zouave qui était affecté de cette dernière, crachait le sang aussitôt qu'il s'emportait contre l'un ou l'autre de ses camarades, ce qui, en sa qualité de zouave lui arrivait assez fréquemment. Il fut évacué sur la province, le 22 février.

AFFECTION SCORBUTIQUE

Les cas de scorbut, observés dans notre ambulance, sont au nombre de huit. Chez la plupart, l'affection se montra consécutive à d'autres maladies :

1° A deux embarras gastriques, qui eux-mêmes donnèrent : l'un, une fièvre typhoïde, n° 117; l'autre, une fièvre catarrhale, n° 145;

2° A deux fièvres éphémères, n°s 149 et 173, qui toutes deux dégénérèrent en fièvre catarrhale ;

3° A un rhumatisme musculaire, n° 155 ;

4° A une bronchite chronique, n° 271.

Les n°s 241 et 242 furent les seuls chez lesquels le scorbut se manifesta isolément. C'était durant la première quinzaine de février; le ravitaillement de Paris commençait à peine. Ils n'eurent, en dehors de l'état général, qu'une gingivite modérée. L'un et l'autre furent évacués sur la province le 14 mars.

Le n° 117, en entrant le 30 octobre, avait depuis six jours un embarras gastrique, lequel, n'ayant pu être traité dès le début, passa à une dothiénentérie ataxo-adynamique très-grave, compliquée de délire, de broncho-pneumonie, de surdité et d'abcès axillaires. Convalescent vers la fin de novembre, un hématome se manifesta, une quinzaine de jours plus tard, à la fesse gauche. Dans le courant de janvier apparut le purpura scorbutique, d'abord en petites plaques disséminées, lesquelles grandirent, devinrent confluentes, puis hémorrhagiques vers le milieu de février. La terminaison fut promptement fatale.

Le n° 145, entra le 1er décembre ayant pareillement un embarras gastrique datant du 22 novembre, auquel succéda un état catarrhal compliqué d'eczema impétigineux du nez, de la bouche, des lèvres et du côté droit de la face. Une gingivite scorbutique se déclara au commencement de janvier; il eut de la diarrhée en février ; mais le 22 du même mois, il était convalescent et en état d'être évacué sur la province.

Le n° 149, entré à la même date que le précédent, était atteint de fièvre éphémère, depuis le 26 novembre. Huit jours après son entrée, se déclarait une pharyngite qui passa à un état catarrhal. Du 19 décembre au 20 janvier. il était convalescent ; mais bientôt apparut un purpura scorbutique auquel il succomba trois semaines plus tard.

Le n° 155 entra le 7 décembre avec un rhumatisme musculaire ; une quinzaine de jours plus tard se manifesta une gingivite scorbutique dont il sortit guéri le 3 janvier suivant.

Le n° 173, entré le 20 décembre, avait eu dès le 12 une fièvre éphémère suivie d'une fièvre catarrhale durant laquelle apparut une gingivite scorbutique. Une pneumonie du côté gauche le surprit vers la fin de décembre ; puis, vers la fin de janvier, il fut pris de diarrhée. Malgré cela, il sortit guéri le 10 février.

Enfin le n° 271, entré le 2 mars, était affecté d'une bronchite chronique et ne fut pas gravement atteint du scorbut, ayant pareillement était évacué sur la province le 14 mars.

MALADIES DE LA PEAU

Parmi les maladies affectant le système cutané, la variole a fourni le contingent le plus considérable pendant le siège de Paris. Cette affection n'est point née des circonstances mêmes de ce siége, puisqu'elle régnait longtemps avant la déclaration de guerre. Mais ces circonstances ont dû jouer un rôle accessoire sur la production et la marche des cas nombreux qui se sont déclarés durant la période dont nous parlons.

L'épidémie qui sévissait sur la capitale de la France depuis 1869, entrait dans une période de décroissance vers les débuts de la campagne militaire, dont le siège de Paris restera comme le plus émouvant épisode. Au mois de septembre, une partie de la population parisienne se déversa sur les provinces, en même temps que ces dernières envoyaient dans nos murs la portion virile de leur population : je veux parler de la garde mobile. Nombre de ces derniers avaient été vaccinés dans leur enfance ; d'autres l'avaient été à une époque plus ou moins éloignée ; d'autres, enfin, en nombre assez considérable, ne l'avaient jamais été.

C'est ainsi que le génie variolique, sur le point de s'éteindre, recevait un aliment nouveau, lequel du peser de tout son poids sur la recrudescence du fléau pendant le siége. Les circonstances elles-mêmes du siége durent avoir une influence fâcheuse au point de vue de la contagion.

Ces questions. qui ont bien leur importance, ne pourront être traitées avec fruit que lorsque nous serons en possession de toutes les observations faites sur les divers points du territoire envahi par la maladie.

L'étiologie, comme la pathologie de la variole, ont été l'objet de belles et minutieuses recherches depuis 1866 (1) jusqu'à ce jour (2). Je ne m'étendrai pas sur ce sujet, d'autant plus que les varioleux traités dans mon service ont été peu nombreux : une ambulance spéciale ayant été créée pour eux (pag. 9). Je me bornerai à quelques considérations générales sur la maladie dont il s'agit, laquelle présente une grande affinité avec la septicinorrhée dothiénentérique, reproduisant pour ainsi dire sur le système cutané, la contre-partie de ce qui se passe sur les membranes muqueuses, dans cette dernière affection.

Des recherches qui ne sont pas terminées et sur lesquelles je ne puis entrer ici, me portent néanmoins à croire que l'affection variolique est due à un ferment prenant naissance et se développant dans la couche de Malpighi. Je passe encore sur les conditions propices à la création de ce ferment, ainsi que sur la matière d'où il dérive. Je le trouve dans la couche de Malpighi, où je le vois désorganisant la trame de ce réseau. Des éléments morphologiques y affluent ; une fermentation putride survient, et la pustule surgit. Selon les conditions plus ou moins propices à la genèse du ferment variolique, la variole est bénigne ou maligne ; d'où les formes de cette affection, depuis la varicelle jusqu'à la variole confluente.

Le travail de désorganisation dont nous venons de parler peut n'affecter que des points éloignés de la couche de Malpighi et donner lieu à la varicelle et à la varioloïde ; ou bien, des points plus rapprochés, mais encore distants les uns des autres, donnant lieu à la variole discrète. A l'aide d'une sorte de phagédénisme pustulaire périphérique on peut concevoir comment une variole discrète donnera naissance à une variole confluente : augmentez, soit la malignité du ferment, soit sa concentration, le phagédénisme s'étendra au réseau capillaire de la circulation, et la variole confluente dégénèrera en une variole hémorrhagique.

De ce qui précède on a déjà pu déduire que, pour nous, le ferment variolique est un ferment spécifique. Mais une fois

---

(1) CORNIL (V.) Anatomie de la pustule de la variole et de la vésicule de la varicelle. — *Journal de l'anatomie et de la physiologie normale et pathologique de l'homme et des animaux.* 3° année, 1866, p. 207.

(2) BRIQUET. Epidémie de variole de l'ambulance de Clichy durant le siége. — *Bulletin de l'Académie de médecine*, octobre 1871. — VULPIAN. Note sur l'histologie de la pustule variolique. *Ibid.*

produit dans le corps lui-même, il peut se répandre dans l'atmosphère, se transporter d'un lieu dans un autre, et devenir ainsi épidémique. La contagion par simple contact est un point de doctrine depuis longtemps inconstable et incontesté.

Avec M. Chairou (1), je crois que la variole est destinée à disparaitre; mais à une condition expresse, c'est que, une fois que nous serons définitivement fixé sur la genèse et les conditions favorables à la production du ferment variolique, la civilisation vueille bien tenir compte des recherches de la science à ce sujet, en les faisant entrer en ligne de compte dans des préceptes hygiéniques qui serviront de guide à une société policée. C'est à la civilisation que nous devons les épidémies; c'est la civilisation qui possèdera un jour les moyens de les combattre et de les éteindre.

Variole. — Sur sept cas qui se sont déclarés dans mon service, six, n°s 45, 75, 84, 96, 123 et 243, ont débuté par un embarras gastrique; le septième, n° 79, a été consécutif à une dysenterie.

Varioloïde. — Trois cas prirent naissance dans l'ambulance et restèrent dans le service. L'un, n° 105, fut consécutif à un embarras gastrique. Un deuxième, n° 156, fut consécutif à une bronchite chronique. Un troisième, enfin, n° 92, intervint durant la convalescence d'une dothiénentérie ataxo-adynamique.

Varicelle. — Encore moins contagieuse que la précédente, tous les malades qui en furent atteints restèrent dans le service. Sur les neuf cas, il y en eut quatre, n°s 109, 162, 166 et 194, qui débutèrent par une fièvre éphémère; le n° 166 eut une légère bronchite consécutive. Les cinq autres cas se sont manifestés consécutivement : 1° Deux, n°s 61 et 176, à une bronchite chronique dans laquelle intervinrent : une fièvre éphémère dans le dernier cas, et une fièvre muqueuse dans le premier. 2° Un troisième, n° 89, à un embarras gastrique suivi de fièvre muqueuse. 3° Un autre, n° 218, à une laryngite. 4° Un cinquième, enfin, n° 7, à une septicémie palustre à forme intermittente tierce.

Scarlatinoïde. — Un seul cas, n° 63, s'est présenté dans notre ambulance; c'est ce que j'ai vu, jusqu'ici, de plus bénin concernant cette affection. Un deuxième, tout à fait analogue, devait y entrer. Arrivé à la nuit, en pleine éruption, on crut à une

____

(1) Epidémie et contagion. Lettres sur la variole et la vaccine. Paris, 1870, p. 5.

variole et le malade fut dirigé sur l'ambulance des varioleux, d'où il sortit au bout de quelques jours.

Érysipèle. — Trois cas d'érysipèle, deux idiopathiques de la face, nᵒˢ 85 et 272, ce dernier convalescent à son entrée. Le troisième, nᵒ 59, traumatique, au bras gauche. Enfin nous avons eu un érysipèle œdémateux et pustuleux des jambes, chez un malade, nᵒ 111, atteint d'une hypertrophie du cœur.

Erythème. — Trois cas, dont deux superficiels, nᵒˢ 46 et 94, ce dernier profondément anémique; l'autre, noueux, nᵒ 124, de race arthritique.

Eczema. — Deux cas : eczema simplex, nᵒ 151, et eczema impétigineux, nᵒ 145, ce dernier consécutif à embarras gastrique qui a passé à une fièvre muqueuse; puis, en dernier lieu, est venu le scorbut.

Herpès. — Variété commune : deux cas, l'un, nᵒ 119, sans complication; l'autre, nᵒ 80, associé à une fièvre rémittente. Un troisième cas, nᵒ 52, herpès labialis, a été observé pendant le cours d'une phthisie pulmonaire.

Pemphigus. — Un cas de pemphigus chronique, nᵒ 167, qui donna lieu à une fièvre éphémère.

Rupia. — Un cas, nᵒ 58, rupia prominens, resta deux mois dans le service d'où il sortit guéri (p. 69).

Impétigo. — Impétigo sparsa, un cas, nᵒ 260.

Ecthyma. — Un cas d'ecthyma chronique, nᵒ 152, fut suivi de dysenterie.

Purpura. — Les deux cas de purpura que nous avons à enregistrer, nᵒˢ 117 et 145, étaient liés à l'affection scorbutique.

SEPTICÉMIES PALUSTRES

Dans nos *Principes de Biologie* nous avons fait ressortir les différentes formes de ces septicémies et fait allusion à leur degré de gravité.

Ici nous avons affaire à deux formes seulement, celles qui présentent le moins de gravité relative : la forme intermittente et la forme rémittente; cette dernière désignée à tort sous le nom de fièvre intermittente quotidienne.

La fièvre dite *intermittente quotidienne* est une septicémie palustre du type rémittent, et nous savons déjà que ce type est grave par rapport au type intermittent proprement dit : c'est une fièvre continue avec exacerbation quotidienne, semblable à celle qui symptomatise les septicémies animales, soit traumatiques, idiopathiques ou autres.

Les septicémies palustres affectent le soit-disant plasma du sang, plasma que nous avons démontré être de nature cellulaire, cellules que nous avons appelées protéennes. Quelle est la nature intime de cette affection? C'est ce qui reste encore à étudier comparativement avec les autres septicémies.

Le type intermittent, le moins grave de tous les types palustres ou phytozymotiques, manifeste son action par un accès tous les deux, trois, quatre, cinq jours et plus. Il peut néanmoins s'aggraver avec le temps et passer par gradations insensibles au type rémittent.

Le type rémittent se traduit, ainsi que nous venons de le dire, par une exacerbation quotidienne plus ou moins grave selon les individus et les localités. A quoi faut-il rattacher la gravité toujours croissante de ces septicémies, à commencer par la forme rémittente, de-là à la forme pernicieuse, puis à la forme ictérique, et enfin au choléra? Nous ne sommes pas éloignés de penser que c'est à l'immixtion de l'élément animal qu'il faut l'attribuer. Mais ceci est un point encore obscur et qui a besoin de dé monstration.

En pareille éventualité, il deviendra nécessaire de faire un groupe à part des formes dans lesquelles les ferments des deux règnes, végétal et animal, se trouveront associés. On se rapellera à cette occasion, ce qui a été dit à ce sujet, page 30, où nous avons vu une dothiénentérie ataxique, associée à une fièvre dite intermittente quotidienne. C'est un fait bien connu en Amérique, là où les fièvres rémittentes règnent épidémiquement, que la tendance qu'ont ces fièvres rémittentes à dégénérer en dothiénentéries ou fièvres typhoïdes.

La plupart des septicémies palustres, traitées dans notre ambulance, sont nées des circonstances du siége. Les tranchées et les terrassements, en vue de la défense, furent des causes occasionnelles dans leur étiologie, comme l'avaient été, sous le régime impérial, les grand travaux de Paris. Ainsi, lors de la construction de l'égout collecteur à travers les marais du Temple, nous avons été témoins de plusieurs cas de fièvre intermittente dans la zône traversée par le susdit égout.

Elles revêtirent, ainsi que nous l'avons dit, deux formes distinctes, bien que désignées sous l'appellation commune de fièvre intermittente, quotidienne ou tierce. Dans l'une comme dans l'autre, des cas se sont rencontrés où le sulfate de quinine a été impuissant pour en combattre les accès.

Type intermittent. — Huit cas ont été observés, n° 7, 8, 10, 13, 77, 78, 130 et 164; l'un, n° 78, était de date ancienne. Le sujet qui en était affecté, en ressentit de nouveau les accès vers le 2 septembre; il n'entra à l'ambulance que le 11 octobre. Aussitôt que le symptôme fébrile fut abattu par le sulfate de quinine, un rhumatisme articulaire, sub-aigu se déclara, suivi d'une hydarthrose au genou droit, laquelle fut très-longue à guérir. Vers cette époque advint une pneumonie du côté droit et finalement, il y eut guérison.

Les autres cas avaient été contractés à Paris ou dans ses alentours; les n°ˢ 8 et 10 furent précédés d'un embarras gastrique; le n° 13 se compliqua d'une toux spasmodique ou d'accès; le n° 164 se montra très-rebelle au sulfate de quinine. Enfin le n° 7 eut une varicelle consécutive.

Type rémittent. — Cinq cas seulement, n°ˢ 80, 86, 131, 168 et 172, au nombre desquels il s'en trouva un, n° 172, de date ancienne. Après avoir lutté pendant douze jours contre la fièvre, il entra à l'ambulance où une dothiénentérie ataxique, variété bilieuse ne tarda pas à se déclarer. Une pneumonie double survenant, le malade mourut sous l'effort combiné des deux septicémies que nous venons de mentionner.

Parmi les autres cas ayant pris naissance aux alentours de la ville, le n° 86 se montra très-rebelle au sulfate de quinine ; le n° 80 se compliqua d'herpès, et le n° 168 eut une dysenterie consécutive.

AFFECTIONS RHUMATISMALES

Arthrite. — Quatre cas, n⁰ˢ 111, 116, 124 et 135 ; le premier a été consécutif à une hypertrophie du cœur, avec un érysipèle œdémateux et pustuleux des jambes, suivi d'anasarque. Les deux genoux seuls étaient affectés ; le sujet était alcoolique : il succomba. Le second fut consécutif à un rhumatisme musculaire ; le troisième était associé à un érythème noueux, tandis que le quatrième se montra idiopathique et fut suivi de rhumatisme musculaire.

Hydarthrose. — Un cas, n⁰ 78, était consécutif à un rhumatisme articulaire sub-aigu. Le genou droit seul a été affecté. Le sujet était entré à l'ambulance pour une fièvre intermittente tierce, de date ancienne. La guérison du genou fut suivie d'une pneumonie du côté droit : on eût dit une métastase. Guérison.

Rhumatisme articulaire. — Deux cas seulement, n⁰ˢ 78 et 230. Ce dernier en avait éprouvé les premiers symptômes un mois avant son arrivée à l'ambulance ; il ne présenta aucune complication et fut évacué sur la province dix jours après son entrée. Le premier fut consécutif à une septicémie palustre ancienne, à forme intermittente tierce, suivi d'une hydarthrose du genou droit et d'une pneumonie dextre, ainsi que nous venons de le voir.

Rhumatisme articulaire et musculaire. — Des trois cas, n⁰ 1, 135 et 139, que nous avons observés, l'un, n⁰ 139, n'a rien offert de particulier. Chez le n⁰ 135, la forme articulaire s'est d'abord manifestée comme une arthrite idiopathique des deux genoux, puis longtemps après, la forme musculaire s'est étendue sur la scène. Chez le n⁰ 1, il y eut une assez longue incubation (courbature et prostration) du 9 au 20 septembre ; puis se déclara la forme articulaire aiguë ; il entra en convalescence au commencement d'octobre. Vers le 15, il y eut une rechute, la forme musculaire se manifesta avec retentissement du côté des viscères thoraciques. Il entra de nouveau en convalescence vers le 7 novembre, et sorti guéri le 10 décembre.

Rhumatisme musculaire. — Trois cas de rhumatisme musculaire chronique, nᵒˢ 101, 283 et 284, ont récidivés durant le siége, c'est-à-dire que les sujets qui en ont été atteints en avaient eu des attaques les années précédentes.

Neuf cas, nᵒˢ 27, 47, 103, 136, 137, 161, 280, 282 et 287, apparaissaient pour la première fois sans symptômes prémoniteurs appréciables, tandis que deux autres, nᵒˢ 116 et 150, furent précédés de courbature ou période d'incubation ; le nᵒ 116 se termina par une arthrite. Enfin un autre cas aigu, nᵒ 155, revêtit une légère teinte scorbutique, consécutivement.

Torticollis. — Un cas de torticollis, nᵒ 197, nous est arrivé durant les grands froids de janvier ; il céda complétement à un traitement de quelques jours.

Pleurodynie. — Deux cas de pleurodynie, nᵒˢ 113 et 246, cédèrent pareillement à un court traitement.

Sciatique. — Un cas de sciatique, nᵒ 133, déjà traité dans une autre ambulance, vint passer ici une quinzaine de jours, et sortit capable de faire son service.

AFFECTIONS DIVERSES

Céphalalgie. — Dans le nombre, n°s 54, 173, 254, 257 et 267, ce dernier seul s'est montré idiopathique. Chez le n° 173, elle était symptomatique d'une pneumonie, et chez le n° 257, symptomatique d'une dothiénentérie. Une bronchite aiguë, n° 54, a présenté le même symptôme. Enfin, une céphalalgie accompagna une otorrhée, n° 254, durant tout le temps de l'écoulement strumeux.

Epilepsie. — Deux cas, n° 110 et 154 ont été vus dans le service. Nous avons déjà mentionné le premier à l'occasion des broncho-pneumonies. Le deuxième, sans autre complication, fut évacué sur l'ambulance de la rue Violet, n° 36, où le service était fait par des infirmiers militaires et plus aptes à porter secours à ce malade dans ses moments de crises.

Nostalgie. — Elle a revêtu un grande intensité chez cinq gardes mobiles, dont trois d'Ille-et-Vilaine, n°s 65, 184 et 186, et deux de la Côte-d'Or, n° 157 et 253. — Le n° 65 avait un embarras gastrique auquel il survécut, le n° 184 avait une dothiénentérie ataxique à laquelle il succomba ; tandis que le n° 186, d'une cachexie strumeuse, ne put se relever d'un état adynamique dans lequel il se trouvait déjà à son entrée à l'ambulance. Quant aux deux gardes mobiles de la Côte-d'Or, ils eurent une dothiénentérie, ataxique chez le n° 157, ataxo-adynamique chez le n° 253 ; tous deux succombèrent.

Hypertrophie du cœur. — A cette affection, n° 111, s'étaient joints comme corollaires, un erysipèle œdémateux et pustuleux des jambes, puis une arthrite des deux genoux ; enfin de l'anasarque qui termina les jours du malade.

Anasarque. — Le seul cas est celui que nous venons de mentionner.

Blennorrhagie. — N° 214, évacué sur l'ambulance de la rue Violet, n° 36, pour des raisons analogues à celles déjà données à l'occasion de l'épilepsie.

Syphilis. — 1° Accidents secondaires, n° 35, évacué sur l'ambulance de la rue Violet, n° 36 ; 2° accidents tertiaires, n° 147, trop malade pour être transféré ; décédé dix jours après son entrée.

Alcoolisme. — Il faut rattacher à l'abus de boissons alcooliques la gravité des cas des n°ˢ 111, 122 et 147, surtout pour l'époque dont il s'agit.

Nous donnons dans les tableaux ci-dessous : 1° un état des maladies par corps ; 2° le mouvement des maladies par mois, et, 3° la cause des décès comme l'a déjà fait mon confrère le Docteur Benoist de la Grandière.

Dans cette récapitulation chaque malade ne figure qu'une seule fois quel que fut le nombre des affections qui se soient déroulées pendant la période passée à l'ambulance. C'est ainsi qu'on ne voit pas figurer dans ces tableaux un certain nombre de maladies énumérées dans le compte rendu clinique qui précède savoir : constipation, pyrosis, ileus, aphonie, bronchorrhée, purpura, arthrite, hydarthrose, nostalgie, anasarque et alcoolisme.

Un seul sujet est entré deux fois à l'ambulance, à un mois d'intervalle, la première, sous le n° 163 pour une pharyngite ; la seconde, sous le n° 192, pour une fièvre éphémère.

Il serait à désirer que tous les chefs d'ambulances voulussent bien nous donner des tableaux analogues, lesquels rendraient plus facile un travail d'ensemble sur le sujet qui nous occupe.

Au chiffre de 265 que donnent les deux premiers tableaux, il faut ajouter 23, pour avoir le total de 288 que donne la liste générale. Les 23 numéros dont il s'agit sont mentionnés ci-après dans la clinique chirurgicale, et si nous en voyons 26 figurer au tableau de page 62, nous rappellerons que les n°ˢ 12, 47 et 130, figurent dans la clinique médicale, le premier pour une diarrhée ; le second, pour un rhumatisme musculaire ; et le troisième, pour une fièvre intermittente tierce.

ÉTAT DES MALADIES PAR CORPS

MALADIES	SOLDATS				MOBILES				MARINS			INFIRMIERS militaires				OUVRIERS militaires			GARDES forestiers			TOTAUX
	Entrés	Sortis	Evacués	Morts	Entrés	Sortis	Evacués	Morts	Entrés	Sortis	Evacués	Entrés	Sortis	Evacués	Morts	Entrés	Sortis	Evacués	Entrés	Sortis	Evacués	
Fièvre éphémère	7	7			4	4													2	1	1	13
Fièvre catarrhale	8	7	1		4	2	1	1														12
Embarras gastrique	13	13			7	7										1	1					21
Dothiénentérie	7	2	2	3	4		1	3				3	1	1	1							14
Diarrhée	6	4	2		4	3	1															10
Dysenterie	22	19	3		1	1																23
Gastro-entérite																1	1					1
Gastrites	1			1																		1
Gastralgie					2	1	1															2
Gastrodynie	2	2																				2
Entéralgie					1	1																1
Coryza	1	1																				1
Pharyngite	3	2	1		3	3																6
Amygdalite	1	1			1	1																2
Otorrhée	1	1																	1	1		2
Laryngite	3	2	1													3	3					6
Laryngo-bronchite	2	2			1	1			1	1												4
Bronchite	42	24	15	3	14	14			2		1	1				2	2					61
Broncho-pneumonie	8	1		7	2			2								1	1					11
Pneumonie	2	2			1			1														3
Phthisie	1			1																		1
Hémoptysie	1		1																			1
Scorbut									1							1		1				2
Variole	5		5		2		2															7
Varioloïde	1	1																				1
Varicelle	3	3																				3
Scarlatinoïde	1	1																				1
Erysipèle	2	2			1	1																3
Erythème	2	2			1	1																3
Eczema					1	1																1
Herpès	1	1																				1
Pemphigus	1	1																				1
Rupia	1	1																				1
Impetigo					1	1																1
Ecthyma																1	1					1
Fièvre intermittente	6	5	1		1	1										1	1					8
Fièvre rémittente	4	4																				4
Rhumatisme	6	5	1		9	8	1					2	1	1		2	1	1				19
Torticollis					1	1																1
Pleurodynie	1	1			1	1																2
Sciatique	1	1																				1
Céphalalgie					1	1																1
Epilepsie					1		1															1
Hypertrophie du cœur					1			1														1
Blennorrhagie																1		1				1
Syphilis					2		1	1														2
Totaux	166	118	35	15	72	40	9	9	4	1	1	6	2	2	1	14	9	3	3	2	1	265

MOUVEMENT DES MALADIES PAR MOIS

MALADIES	SEPTEMBRE 1870	OCTOBRE 1870	NOVEMBRE 1870	DÉCEMBRE 7870	JANVIER 1871	FÉVRIER 1871	MARS 1871	TOTAUX
Fièvre éphémère	1	2		2	5	1	2	13
Fièvre catarrhale	1	7		3	1			12
Embarras gastrique	7	7	2	4			1	21
Dothiénentérie	2	4		2	2	3	1	14
Diarrhée	3			1	1	3	2	10
Dysenterie	7	13	3					23
Gastro-entérite						1		1
Gastrite			1					1
Gastralgie						2		2
Gastrodynie	1	1						2
Entéralgie						1		1
Coryza	1							1
Pharyngite	1	3		2				6
Amygdalite		2						2
Otorrhée					1	1		2
Laryngite				1	1	4		6
Laryngo-bronchite						4		4
Bronchite	2	5	5	11	15	16	7	61
Broncho-pneumonie		1	1	1	2	3	3	11
Pneumonie			2	1				3
Phthisie		1						1
Hémoptysie			1					1
Scorbut						2		2
Variole	1	4	1			1		7
Varioloïde		1						1
Varicelle		1		1	1			3
Scarlatinoïde		1						1
Erysipèle		2					1	3
Erythème	1	1	1					3
Eczema				1				1
Herpès			1					1
Pemphigus				1				1
Rupia		1						1
Impetigo							1	1
Ecthyma				1				1
Fièvre intermittente	4	2	1	1				8
Fièvre remittente		2	1	1				4
Rhumatisme	3	3	4	3		1	5	19
Torticollis					1			1
Pleurodynie		1				1		2
Sciatique			1					1
Céphalalgie							1	1
Epilepsie					1			1
Hypertrophie du cœur		1						1
Blennorrhagie						1		1
Syphillis	1			1				2
TOTAUX	36	66	25	39	30	45	24	265

CAUSES DES DÉCÈS.

MALADIES	SEPTEMBRE 1870	OCTOBRE	NOVEMBRE	DÉCEMBRE	JANVIER 1871	FÉVRIER	MARS	TOTAUX	OBSERVATIONS
Dothiénentérie.....			1	1	1	1	2	6	
Bronchite aiguë...						1		1	Rapport
Bronchite capillaire						1	1	2	des décès
Broncho-pneumonie					2	4	3	9	à la
Pneumonie........					1			1	population
Phthisie....						1		1	de
Scorbut..........						2		2	l'ambulance
Scrofule..........						1		1	8,68 p. 100,
Gastrite alcoolique.					1			1	
Hypertrophie du cœur..........					1			1	
Accidents tertiaires.				1				1	
TOTAL PAR MOIS..			1	2	6	11	6	26	

Le chiffre des décès se compose comme suit : 25 pour la clinique médicale et 1 pour la clinique chirurgicale.

CLINIQUE CHIRURGICALE

CLINIQUE CHIRURGICALE

D'après ce qui a été dit à page 9, notre clinique chirurgicale devait nécessairement être restreinte.

Abcès par congestion. — Trois cas se sont présentés, n°s 3, 36 et 55; le premier à l'index droit, les deux autres à la main gauche. Le dernier, très-profond, était le résultat du travail dans les tranchées par un mobile peu habitué au maniement de la pioche et de la pelle. Il fut long à guérir. Entré le 3 octobre, il ne put reprendre son service que le 30 novembre. Une fistule, partant du milieu de la paume de la main et aboutissant dans l'espace interdigital du medius et de l'annulaire, avait nécessité un débridement vers le 20 octobre. A partir de ce moment la cicatrisation ne rencontra pas d'obstacle,

Abcès strumeux. — Trois cas, n°s 97, 186 et 236; chez le premier ils occupaient la région du cou; il fut en outre atteint d'une gastrite aiguë quelques jours après son entrée à l'ambulance, d'où il sortit valide, le 10 décembre, après deux mois de séjour. Le second, entré le 4 janvier, présentait un état éphémère de mucinorrhée qui avait débuté le 29 décembre. Dans le courant de janvier, il se manifesta un abcès à la main gauche qui se propagea jusqu'au coude. Il mourut le 19 février dans un état cachectique des plus lamentables. Enfin, le troisième, entré le 14 février, avait une récidive d'abcès cervicaux, lesquels supurèrent, puis se cicatrisèrent de nouveau. Il fut évacué le 20 mars sur l'ambulance de la rue Violet, n° 36, dans un état assez satisfaisant.

Abcès phlegmoneux. — Un seul cas, n° 44, affectant l'orteil du pied droit, est sorti valide, après une douzaine de jours de séjour à l'ambulance.

Phlegmon érysipélateux. — Un cas très-intéressant, n° 76, où le phlegmon occupait le côté droit du thorax, limité supérieurement par l'aisselle et le sein, s'étendant postérieurement jusque dans le voisinage de l'épine dorsale, et inférieurement jusqu'au dessous de la septième paire de côtes. Entré le 9 octobre, le garde mobile qui en était affecté, était indisposé depuis le 6. L'examen du malade nous révèle une fièvre intense, de la céphalalgie et de la dyspnée. La peau était chaude ; la soif très-vive, la langue sèche et blanchâtre. L'appétit nul. Le côté affecté du thorax était gonflé, résistant à la pression, extrêmement sensible, sa surface rouge, érysipélateuse, laquelle gagna du terrain les jours suivants, avec aggravation des symptômes ci-dessus mentionnés. Nous fîmes un badigeon au collodion élastique pour limiter la marche de l'exanthême et fîmes appliquer des cataplasmes émollients afin de hâter la suppuration du phlegmon. Dix jours de ce traitement amenèrent un léger ramollissement du phlegmon ; mais l'état général s'était aggravé de jour en jour ; des phénomènes adynamiques s'étaient manifestés, lesquels nous donnèrent de grandes inquiétudes quant à l'issue de la maladie. La langue était noire, furfuracée et d'une sécheresse extrême ; le malade que nous maintenions sous l'influence des purgatifs, refusait toute nourriture ; il souffrait au point d'appeler la mort pour terminer ses souffrances. La face était devenue anxieuse ; la dyspnée augmentait. Dans ces entrefaites nous n'hésitâmes pas à faire une incision prématurée dans l'espoir de procurer à notre malade un soulagement prochain. Il était dans le décubitus dorsal, incapable de faire le moindre mouvement soit à droite soit à gauche. Nous pratiquâmes l'incision à la partie inférieure et la plus déclive du phlegmon afin que le liquide put s'écouler au fur et à mesure de sa formation sans changer la position du malade. Un pus épais, d'un jaune verdâtre, s'écoula d'abord lentement, augmentant en quantité les jours suivants. Une amélioration dans l'état général ne se fit pas longtemps attendre ; la fièvre diminua ; le malade prit de la nourriture, et avec l'espoir d'une guérison possible, le moral reprit son empire. Le pus cessa de couler vers le milieu de novembre. On supprima les cataplasmes pour faire usage de pommade à l'iodure de zinc, puis nous eûmes recours à des badigeons de teinture d'iode. Intérieurement nous avions fait prendre à notre malade des pilules de Blancard à l'iodure de fer, tout en le maintenant sous l'influence de laxatifs salins. La suppuration, qui était devenue liquide et presque limpide, fut complétement terminée au commencement de décembre. L'iodure de fer fut remplacé par notre oxalate de fer que nous donnions à la plupart de nos convalescents. Cette préparation avait pour nous cet avantage de nous dispenser de laxatifs, car lorsque nous nous trouvions en présence d'une constipation, il nous suffisait d'élever la dose de 0,20 à 0,30 ou 0,40.

A cette époque, notre malade ne pouvait porter son bras droit à la tête; les mouvements latéraux eux-mêmes étaient très-limités. Un massage bien dirigé et de la gymnastique locale finirent par lui rendre les mouvements à l'égal de ceux du bras gauche, et lorsque, le 22 février, il fut évacué sur la province, il était plus valide qu'à son entrée en campagne.

Panaris. — Deux cas, n°s 5 et 6, entrés le 13 septembre en sont sortis : le premier, le 20 ; le deuxième, le 25 du même mois.

Ongle incarné. — Un cas, n° 12, fut évacué sur la province le 18 septembre. L'état du sujet s'était aggravé par des marches forcées.

Congestion de la face. — Un cas, n° 4, entré le 13 septembre, dont les débuts remontaient au 7, sortit le 21 du même mois.

Conjonctivite. — Un cas, n° 43, présenta cette affection aux deux yeux, et séjourna à l'ambulance du 23 septembre au 4 octobre.

Hernie inguinale. — Deux cas, n°s 50 et 130, de hernie inguinale externe complète ou scrotale se présentèrent, la première de date récente ; la seconde, de date ancienne, était associée à une septicémie intermittente tierce.

Contusions. — Deux cas, n°s 143 et 225, le premier à l'épaule gauche, par un éclat d'obus ; le second, au maxillaire inférieur par accident. Tous deux sortirent valides de l'ambulance.

Foulure. — Deux cas, n°s 47 et 278, le premier, résultat de marches forcées, était un cas de foulure du pied droit associé à un rhumatisme musculaire ; il fut très-long à guérir. Tous les os du tarse avaient participé à l'affection dont il s'agit. Le second cas, résultat d'une fatigue excessive, intéressait les membres inférieurs tout entiers. Tous deux sortirent valides de l'ambulance.

Ulcères variqueux. — Un cas, n° 286, fut évacué le 20 mars sur l'ambulance de la rue Violet, n° 36.

Périostéite. — Deux cas, n°s 33 et 245; chez le premier, l'affection occupait le tarse gauche, et fut amélioré en peu de jours par des badigeons de teinture d'iode; tandis que chez le second, elle occupait la jambe droite et résista plus longtemps au même traitement. Ce dernier fut évacué sur la province le 14 mars.

Blessures. — Quatre cas, n°s 26, 28, 42 et 274; chez le premier, la main droite était le siége de la blessure; chez le second, elle occupait la jambe droite; ils furent évacué sur la province le 18 septembre. Chez le troisième, la plante du pied gauche avait reçu un projectile, tandis que chez le quatrième la blessure occupait le front et était le résultat d'une chute de cheval. Ces deux derniers sortirent guéris de l'ambulance.

MOUVEMENT DES BLESSÉS

NOMENCLATURE	ENTRÉS	SORTIS bons au service	SORTIS à ré-former	ÉVACUÉS	DÉCÉDÉS	OBSERVATIONS
Abcès par congestion	3	3				
Abcès phlegmoneux	1	1				
Abcès strumeux	3	2			1	
Phlegmon érysipélateux	1	1				
Panaris	2	2				
Ongle incarné	1	1				
Congestion de la face	1	1				
Conjonctivite	1	1				
Hernies inguinales	2		2			
Contusions	2	2				
Foulures	2	2				
Ulcères variqueux	1			1		
Périostéites	2	1		1		
Blessures au front	1	1				
Blessures à la main	1			1		
Blessures à la jambe	1			1		
Blessures au pied	1	1				
TOTAUX	26	19	2	4	1	

Tous les pansements ont été faits à l'alcool camphré, ou non camphré, à l'exception des abcès strumeux et érysipélateux.

THÉRAPEUTIQUE GÉNÉRALE

THÉRAPEUTIQUE GÉNÉRALE

Dans le traitement de n'importe quelle maladie, il est de bonne thérapeutique de s'enquérir tout d'abord des conditions où se trouvent les premières voies et de procéder à leur nettoyage par des moyens appropriés à l'état dans lequel elles se présenteront : on veillera d'un œil jaloux à leurs fonctions durant toute la période pathologique. La médication qui sera appelée à intervenir ne répondra au but que se propose d'atteindre le praticien qu'à cette condition expresse.

Fidèle à ce précepte, nous n'avons eu besoin, en maintes circonstances, de recourir à d'autres moyens thérapeutiques, à part les toniques et les reconstituants, tels que le quinquina et le fer, auxquels nous avons souvent associé l'opium, comme stimulant. Ce dernier, en combinaison soit avec la rhubarbe, l'ipécacuanha et le calomel, soit avec le kermès et le tartre stibié, nous a rendu des services comme calmant, soporifique, expectorant et altérant.

Dans les maladies des premières voies, nous avons fait usage comme altérants et purgatifs des formules suivantes :

N° 1. — P. Extrait d'opium................... ⎰aa 2 gram.
            Ipécac. en poudre................. ⎱
            Calomel. .... 4 gram.
            Gomme arabique.................. ⎰ aa. Q. S.
            Sirop simple...................... ⎱
Pour faire, s. a. *quarante* pilules. — Une matin et soir.

N° 2. — P. Calomel............................. 1 gram.
            Rhubarbe........................... 4 gram.
            Opium............................... 10 centigram.
Pour faire, s. a. *trente* pilules. — Une, matin et soir,

N° 3. — P. Masse pilul. de Sédillot............ ⎫
    Rhubarbe en poudre.............. ⎬ aa 3 gram.
    Aloös   id. .... ⎭

Mêlez et avec aquâ faites une masse que diviserez en *quarante* pilules. — Deux, trois ou quatre, le soir.

Dans les maladies des voies respiratoires, à côté des potions kermétisées, nous avons eu recours à la formule suivante, particulièrement dans les cas de bronchite chronique :

P. Tartre stibié................... ⎫
  Opium.......................... ⎬ aa 15 centigram.
  Gomme adragante.................. 1 gram. 1 décigr.
  Conserve de roses................. Q. S.

Pour faire *cinquante* pilules. — Deux, matin et soir.

Lorsque les affections ci-dessus devenaient putrides, le chlorate de potasse en potion était appelé en aide.

Contre le scorbut, le fer a joué le plus grand rôle.

Il en a été de même dans plusieurs affections de la peau : érythème, rupia, etc.

Nul n'est besoin de dire que pour les fièvres palustres nous avons fait usage du sulfate de quinine. Toutefois, deux cas se sont présentés où ce médicament s'est montré infidèle.

Dans les affections rhumatismales, nous avons eu recours non-seulement aux pilules altérantes ci-dessus mentionnées, mais en outre à la poudre de Dover, au nitrate de potasse et au sulfate de quinine : ce dernier avec peu de résultats; mais peut-être n'avons-nous pas fait usage de doses assez fortes.

L'opium, le quinquina et le fer ont été entre nos mains de puissants leviers contre l'adynamie et ses diverses manifestations : les deux premiers, sous forme d'extraits; le troisième, sous forme de protosel, en nature et sans mélange, à l'état pulvérulent et impalpable, partant d'une absorption immédiate et facile. Ce dernier s'est montré favorable dans la convalescence, quelle que fut la maladie, et nous avons la ferme conviction que c'est à son emploi qu'il faut faire remonter les conditions satisfaisantes dans lesquelles la plupart de nos militaires sortaient de l'ambulance.

A défaut de notre oxalate de fer, nous nous serions adressé soit au carbonate ou au proto-carbonate, soit au fer réduit ou au tartrate ferrico-potassique, qui tous ont une valeur particulière, tant cette médication corroborante nous paraissait indiquée.

En thèse générale, on peut dire que la convalescence n'est autre chose sinon une chloro-anémie plus ou moins caractéristique de la maladie dont elle est l'état consécutif. Ce n'est plus la maladie, si l'on veut, et cependant ce n'est pas encore la santé. N'est-il pas évident que si cet état chloro-anémique se perpétuait, le sujet qui en est l'objet resterait sous l'imminence d'une rechute ou serait prédisposé à contracter toute autre maladie. Abréger la convalescence, éteindre cette chloro-anémie au moyen de reconstituants tel est le but auquel tout médecin sincère doit tendre, à condition toutefois que le convalescent veuille bien s'y prêter.

Nous donnons ci-après les notes rapides que nous avons recueillies sur un certain nombre de militaires, auxquels nous avons fait prendre de l'oxalate de fer durant leur séjour à l'ambulance. Les numéros d'ordre correspondent à ceux de la liste générale par laquelle nous terminons ce travail.

Oxalate de fer dans la convalescence

1. — CHAILLOU (Étienne), 29ᵉ régiment de ligne, 22 ans, né à Toriac (Gironde). — Entré le 13 septembre (salle 1, lit n° 1), pour une *courbature* suivie de *rhumatisme articulaire aigu*, avec rechute sous forme musculaire, vers la mi-octobre. Le 7 novembre, il entrait en pleine convalescence, excessivement anémié par sept semaines de maladie. Nous lui donnâmes 20 centigrammes d'oxalate de fer par jour, associés à 100 grammes de vin de quinquina. Le 9 décembre, il reprit son service en parfait état de santé. Usage du ferrugineux pendant un mois et deux jours.

7. — JOURDAN (Louis), 11ᵉ régiment de ligne, 21 ans, né à Rizoule (Hautes-Alpes). — Entré le 13 septembre (salle 2, lit n° 10), pour une *fièvre intermittente tierce*, contractée dans les campements, suivie de *varicelle*, durant son séjour à l'ambulance. D'une constitution bien prise, mais très-anémique, affaiblie en outre par les fatigues et les privations. Le 25 septembre nous lui fimes prendre 20 centigrammes d'oxalate de fer par jour ; il fut

en état de rejoindre son régiment le 11 octobre. Il avait pris le ferrugineux pendant dix-sept jours.,

20. — CHARDIN (Théodore), 11ᵉ régiment de ligne, 27 ans, né à Bernière (Calvados).— Entré le 14 septembre (salle 4, lit n° 20), pour une *dysenterie*. Très-faible au début de la convalescence; vers le 28 septembre, nous lui donnâmes l'oxalate de fer, d'abord à la dose de 10 centigrammes par jour, vu la sensibilité excessive de l'intestin, puis élevée à 20 centigrammes par jour. Les forces revinrent assez rapidement pour lui permettre de reprendre son service, le 25 octobre. Usage du ferrugineux pendant près de quatre semaines.

21. — JUPILE (Joseph), 43ᵉ régiment de ligne, 22 ans, né à Sauvigny (Jura). — Entré le 14 septembre (salle 4, lit n° 21), pour un *embarras gastrique* suivi de près d'une *fièvre muqueuse*. Oxalate de fer à la dose de 20 centigrammes par jour, à partir du 28 septembre. Retourne à son régiment le 11 octobre. Usage du ferrugineux pendant treize jours.

24. — QUENNEGUIS (Guillaume), 11ᵉ régiment de ligne, 29 ans, né à Port-à-Maisons (Finistère).— Entré le 14 septembre (salle 4, lit n° 24), pour une *dysenterie*.

Convalescent à partir du 22 septembre, il prit 20 centigrammes d'oxalate de fer par jour jusqu'au 13 octobre, époque à laquelle il rejoignit son régiment. Usage du ferrugineux pendant trois semaines.

25. — CLANET (Louis), 13ᵉ régiment de ligne, 23 ans, né à Ax (Ariége). — Entré le 14 septembre (salle 5, lit n° 25), pour une *diarrhée* suivie d'*embarras gastrique* et de *constipation*.

Lymphatique de tempérament; anémie très-prononcée. Nous lui fîmes prendre 30 centigrammes d'oxalate de fer par jour, du 30 septembre au 12 octobre, époque à laquelle il retourna à son régiment. La constipation avait disparu. Usage du ferrugineux pendant douze jours.

27. — BAUBAIS (Pierre), 7ᵉ régiment de ligne, 22 ans, né à Gourdine (Puy-de-Dôme). — Entré le 14 septembre (salle 5, lit n° 27), pour un *rhumatisme généralisé sub-aigu*.

D'une constitution bien prise, mais excessivement anémique. Oxalate de fer (20 centigrammes par jour), du 20 septembre au

13 octobre, date à laquelle il reprit son service. Usage du ferrugineux pendant trois semaines.

38. — Vidal (Gabriel), 35ᵉ régiment de ligne, 22 ans, né à Vitrac (Dordogne). — Entré le 14 septembre (salle 6, lit n° 35), pour une *diarrhée*. Sujet très-anémique. Oxalate de fer (20 centigrammes par jour), du 20 septembre au 13 octobre, époque à laquelle il rejoignit son régiment. Usage du ferrugineux pendant vingt-trois jours.

39. — Besson (Joseph), 89ᵉ régiment de ligne, 21 ans, né à Besançon (Doubs). — Entré le 22 septembre (salle 6, lit n° 36), pour une *fièvre éphémère*. Constitution affaiblie. Oxalate de fer, 20 centigrammes par jour, à partir du 1ᵉʳ octobre. Reprit son service le 15 octobre. Usage du ferrugineux pendant quatorze jours.

40. — Souillier (Jean), 12ᵉ escadron du train, 23 ans, né à Brive (Corrèze). — Entré le 22 septembre (salle 6, lit n° 37), pour un *embarras gastrique*. Constitution affaiblie. Oxalate de fer, 20 centigrammes par jour, à partir du 28 septembre. Reprend son service le 5 octobre. Usage du ferrugineux pendant sept jours seulement.

56. — Blancheteau (Ambroise), 14ᵉ régiment de marche, 29 ans, né à Noisy-le-Sec (Seine-et-Oise). — Entré le 3 octobre (salle 3, lit n° 11), pour un *embarras gastrique*, suivi aussitôt d'une *pharyngite simple* puis d'une *fièvre muqueuse*. Constitution bien prise. L'épithélium buccal fut complétement détruit; il en résulta une excessive faiblesse. Sous l'influence de l'oxalate de fer, pris à la dose de 20 centigrammes par jour, à partir du 20 octobre inclusivement, les forces reparurent très-rapidement, car le 31 du même mois, il rejoignit son régiment. Usage de l'oxalate de fer pendant onze jours.

58. — Cavaillès (Henri), 37ᵉ régiment de ligne, 21 ans, né à Bruxelles (Tarn). — Entré le 3 octobre (salle 4, lit n° 22), affecté de *rupia prominens* sur toute l'étendue de la poitrine et de l'abdomen, depuis les clavicules jusqu'aux plis inguinaux. Constitution frêle, très-émaciée par la maladie. L'appétit et les fonctions digestives étaient restés très-bons. Après la suppuration des pustules, vers le 20 octobre, notre sujet était d'une excessive

faiblesse. Nous lui fîmes prendre 20 centigrammes d'oxalate de fer par jour, associés à 1 gramme d'extrait mou de quinquina. Le 14 novembre, il rejoignit son régiment dans d'excellentes conditions, ayant récupéré toutes ses forces et repris de l'embonpoint. Usage des ferrugineux pendant vingt-quatre jours.

60. — GAUTRON (Jean), 3ᵉ régiment de ligne, 21 ans, né à Feuvrais (Loire-Inférieure). — Entré le 3 octobre (salle 6, lit n° 28), pour une *fièvre muqueuse*.

D'une bonne constitution, mais excessivement affaibli et amaigri par la maladie, Dès le 23 du même mois, nous lui donnâmes de l'oxalate de fer à la dose de 20 centigrammes par jour. Le 11 novembre, il rejoignit son régiment dans un parfait état de santé. Il avait par conséquent pris le ferrugineux dont il s'agit pendant l'espace de trois semaines.

61. — GAUYER (François-Hippolyte), 3ᵉ régiment de ligne, 22 ans, né à Paunet (Indre). — Entré le 3 octobre (salle 5, lit n° 32), pour une *bronchite chronique*, lorsque au bout de quelques jours se déclara une *fièvre muqueuse* suivie de *varicelle*. Constitution bien prise, quoique très-affaiblie par la maladie. Oxalate de fer, 20 centigrammes par jour, à partir du 23 octobre jusqu'au 18 novembre inclusivement, époque à laquelle il rejoignit son régiment. Usage du ferrugineux pendant vingt-sept jours.

64. — GRANDJEAN (Louis), 89ᵉ régiment de ligne, 27 ans, né à Ozolles (Saône-et-Loire). — Entré le 3 octobre (salle 6, lit n° 39), pour un *embarras gastrique*. Anémie très-prononcée. Oxalate de fer, 20 centigrammes par jour, depuis le 8 octobre jusqu'au 6 novembre, époque à laquelle il retourna à son régiment, après avoir pris le ferrugineux pendant près d'un mois.

71. — TINÉ (Octave), 14ᵉ régiment de marche, 21 ans, né à Rugny (Ain). — Entré le 7 octobre (salle 6, lit n° 39), pour une *dysenterie*, et venant de l'ambulance d'Arcueil, où il était depuis le 28 septembre.

Constitution faible et anémiée. Le 18 octobre étant en pleine convalescence, il prit l'oxalate de fer à la dose de 20 centigrammes par jour. Sorti le 3 novembre pour rejoindre son régiment. Usage du ferrugineux pendant seize jours.

73. — CHENET (Jean-Louis), 3e régiment de ligne, 21 ans, né à
Noye (Loire-Inférieure). — Entré le 7 octobre (salle 3, lit nº 14),
pour une *fièvre éphémère*.

Tempérament lymphatique; anémie prononcée. Le 12 octobre, oxalate de fer à la dose de 20 centigrammes par jour ; le
22 octobre il retournait au régiment. Usage du ferrugineux pendant dix jours.

76. — BAZIN (Adrien), 3º bataillon mobiles de l'Aube, 23 ans,
né à Bouilly. — Entré le 9 octobre 1870 (salle 3, lit nº 11), pour
un *phlegmon diffus érysipélateux du thorax*. Pendant la suppuration, iodure de fer. Très-affaibli, vers la fin de décembre, époque
à laquelle la suppuration étant terminée, il prit l'oxalate de fer,
20 centigrammes par jour. Accroissement graduel des forces et
de l'appétit jusqu'au 22 février 1871, époque à laquelle il fut
évacué sur la province dans un état très-satisfaisant de santé.
Usage du ferrugineux pendant près de sept semaines.

82. — GERVY (Jérémie), 13e régiment de ligne, 18 ans, né à
Valence (Drôme). — Entré le 13 octobre (salle 4, lit nº 4), pour
un *embarras gastrique* doublé d'anémie. Oxalate de fer, 20 centigrammes par jour, à partir du 19. Reprit son service le 26 du
même mois. Usage du ferrugineux pendant sept jours seulement.

83. — ALLAIN (Henri), 30e régiment de ligne, 22 ans. — Entré
le 13 octobre (salle 5, lit nº 25), pour une *dysenterie*. Oxalate de
fer, 20 centigrammes par jour, du 3 au 13 novembre, époque à
laquelle il rejoignit son régiment. Usage du ferrugineux pendant
dix jours.

89. — FICET (Léonor), 61º régiment de ligne, 28 ans, né à Hau-
tolauvray (Seine-Inférieure). — Entré le 14 octobre (salle 3, lit
nº 13), pour un *embarras gastrique*, suivi d'une *fièvre muqueuse*.
Convalescence dès le 2 novembre, nous lui fîmes prendre 20 centigrammes d'oxalate de fer par jour, lorsque le 13 novembre, est
survenue une *varicelle* durant l'évolution de laquelle nous avons
suspendu le ferrugineux, qui fut repris le 25 du même mois et
continué jusqu'au 9 décembre, époque à laquelle il rejoignit son
régiment. Usage du ferrugineux pendant vingt-sept jours.

92. — GEORGEY (Henri), 30e régiment de ligne, 21 ans, né à
Noyer (Maine-et-Loire). — Entré le 14 octobre (salle 6, lit nº 30),

pour un *embarras gastrique* suivi de *fièvre typhoïde ataxo-adyna-mique*, sans complications ultérieures. Convalescent dès le 3 novembre, il a pris 20 centigrammes d'oxalate de fer par jour, conjointement avec 1 gramme d'extrait mou de quinquina. Vers le 14 novembre il eut la *varioloïde* durant l'évolution de laquelle le fer et le quinquina furent supprimés. Le 26 novembre, il prit de nouveau 20 centigrammes d'oxalate de fer par jour et le continua jusqu'au 9 décembre, époque à laquelle il reprit son service en parfait état de santé. Usage du ferrugineux pendant vingt-six jours.

94. — CINTRE (Joseph), 48ᵉ régiment de ligne, 27 ans, né à Dreuz (Meurthe). — Entré le 19 octobre (salle 2, lit nº 7), pour un *érythème superficiel* à la jambe gauche. Santé générale très-affaiblie ; anémie très-prononcée. Appétit bon, garde-robes régulières. Oxalate de fer, 20 centigrammes par jour, conjointement avec 1 gramme extrait mou de quinquina et tisane amère, à partir du 1ᵉʳ novembre. Rejoint son régiment le 26 du même mois, ayant pris le ferrugineux pendant vingt-cinq jours.

106. — MATHIEU (Jean), 48ᵉ régiment de ligne, 21 ans, né à Saint-Michel (Doubs). — Entré le 22 octobre (salle 6, lit nº 36), pour une *diarrhée* suivie d'une *fièvre muqueuse*. Constitution lymphatique, anémiée. Destruction de l'épithélium buccal. Oxalate de fer, 20 centigrammes par jour, à partir du 26 octobre. Rejoignit son régiment le 3 novembre. Usage du ferrugineux pendant neuf jours.

108. — BINET (Jules), 3ᵉ régiment d'artillerie, 24 ans, né à Montfort (Seine-et-Oise).—Entré le 25 octobre (salle 3, lit nº 15), pour une *diarrhée* suivie de *fièvre muqueuse*. Dès le 4 novembre, il prit 20 centigrammes d'oxalate de fer par jour. Sorti le 25 novembre pour rejoindre son régiment, après trois semaines de l'usage du ferrugineux.

115. — JOMÉAU (Léon), infirmier de la 3ᵉ division, 6ᵉ section, né à Chezal-Benoit (Cher). — Entré le 29 octobre (salle 7, lit nº 38), pour un *embarras gastrique* suivi d'une *fièvre typhoïde ataxo-adynamique*, compliquée de *météorisme*, de *diarrhée* et de *broncho-pneumonie*. Très-amaigri et affaibli. Convalescent à partir du 26 novembre, lorsqu'il commença à prendre 20 centigrammes d'oxalate de fer par jour, jusqu'au 9 janvier 1871, époque à la-

quelle il sortit de l'ambulance en état de reprendre son service.
Usage du ferrugineux pendant quarante-cinq jours.

134. — THÉNARD (Jean-Marie), 6ᵉ bataillon d'artillerie de la
garde mobile, 22 ans, né à Saulieu (Côte-d'Or). Entré le 21 novembre (salle 5, lit nᵒ 27), convalescent d'une *dysenterie* traitée
à l'ambulance de la rue Violet, nᵒ 36. Grande lassitude dans les
membres postérieurs. Oxalate de fer, 20 centigrammes par jour,
depuis le 24 novembre au 9 décembre, époque à laquelle il fut
à même de rejoindre son régiment. Usage du ferrugineux pendant seize jours.

236. — ARNOULH (Auguste), 2ᵉ régiment du génie, 31 ans, né à
Common (Arriége).— Entré le 14 février (salle 4, lit nᵒ 24), pour
abcès strumeux chroniques. Suppuration. Traitement tonique, et
20 centigrammes oxalate de fer par jour, depuis le 15 février au
20 mars 1871, époque à laquelle il fut évacué sur l'ambulance
de la rue Violet, nᵒ 36, considérablement amélioré. Usage du ferrugineux pendant trente-quatre jours.

241. DELOUCHE (Claude), 7ᵉ bataillon des fusiliers de la marine,
27 ans, né à Mézère (Haute-Loire). — Entré le 19 février (salle 6,
lit nᵒ 29), affecté de *scorbut*, avec une gingivite remontant au
9 février. Traitement tonique, et 20 centigrammes d'oxalate de
fer par jour, du 23 février au 14 mars 1871, époque à laquelle il
fut évacué sur la province en pleine voie d'amélioration. Usage
du ferrugineux durant vingt jours seulement.

242. — MOINE (Pierre-Victor), 2ᵉ section d'ouvriers militaires,
31 ans, né à Châtillon-sur-Touet (Deux-Sèvres).— Entré le 21 février (salle 1, lit nᵒ 4), atteint de *scorbut*, avec gingivite remontant au 16 février. Traitement tonique, et 20 centigrammes
d'oxalate de fer par jour, du 23 février au 14 mars 1871, époque
à laquelle il fut renvoyé en convalescence dans ses foyers en
pleine voie de guérison. Usage du ferrugineux pendant dix-neuf
jours seulement.

APPENDICE

LISTE GÉNÉRALE DES MALADES

PAR ORDRE CHRONOLOGIQUE

TRAITÉS A L'AMBULANCE

Entrées du 13 Septembre 1870.

1. Chaillou (Etienne), soldat au 29ᵉ régiment de ligne. Courbature symptomatique d'un rhumatisme articulaire aigu, qui se déclare vers le 20 septembre. Invasion de la maladie le 9 du même mois. Rechute sous forme musculaire vers le 15 octobre. Convalescent à partir du 7 novembre. Sorti guéri le 10 décembre.

2. Kelner (Nicolas), soldat au 54ᵉ régiment de ligne. Bronchite chronique. Evacué sur la province le 18 septembre.

3. Ruscher (Auguste), soldat au 11ᵉ régiment de ligne. Abcès de l'index droit. Sorti guéri le 25 septembre.

4. Lauzanne (René), artillerie de marine. Congestion de la face ; débuts le 7. Sorti guéri le 24 septembre.

5. Olivier (Josias), soldat au 69ᵉ régiment de ligne. Panaris. Sorti guéri le 20 septembre.

6. Viez (Alexandre), soldat au 69ᵉ régiment de ligne. Panaris. Sorti guéri le 25 septembre.

7. Jourdan (Louis), soldat au 11ᵉ régiment de ligne. Fièvre intermittente tierce ; varicelle le 17 septembre. Sorti guéri le 11 octobre.

8. Lagraverre (François), soldat au 34ᵉ régiment de ligne. Embarras gastrique symptomatique de fièvre intermittente tierce. Sorti le 20 septembre.

Entrées du 14 Septembre.

9. ROBERT (Jean), soldat au 30e régiment de ligne. Dysenterie ; débuts le 8 septembre. Sorti guéri le 21 du même mois.

10. NAGISCARDE (Cyprien), soldat au 39e régiment de ligne. Embarras gastrique symptomatique de fièvre intermittente tierce. Sorti le 21 septembre.

11. DEBORD (Pierre), soldat au 39e régiment de ligne. Dysenterie ; débuts le 8 septembre. Evacué sur la province le 18 septembre.

12. NOEL, soldat au 39e régiment de ligne. Ongle incarné et diarrhée. Evacué sur la province le 18 septembre.

13. DESMAREST (Jean-Louis), soldat au 39e régiment de ligne. Fièvre intermittente tierce et accès de toux. Evacué sur la province le 18 septembre.

14. DEBAUSSE (Estève-Eugène), soldat au 39e régiment de ligne. Dysenterie ; débuts le 8 septembre. Fièvre typhoïde le 16 septembre. Evacué à cette date dans le service spécialement destiné aux maladies contagieuses, rue Violet, no 73, école des Frères.

15. MAURAT (François), soldat au 72e régiment de ligne. Dysenterie. Evacué sur la province le 18 septembre.

16. BAZIN (Léon), soldat au 28e régiment de ligne. Dysenterie. Evacué sur la province le 18 septembre.

17. RICOUX (Antoine), soldat au 13e régiment de ligne. Pharyngite simple. Débuts le 8 septembre. Evacué sur la province le 18 septembre.

18. BUSSY (Gabriel), soldat au 13e régiment de ligne. Diarrhée. Sorti guéri le 21 septembre.

19. SALLES (Désiré), soldat au 13e régiment de ligne. Embarras gastrique. Sorti guéri le 20 septembre.

20. CHARDIN (Théodore), soldat au 11e régiment de ligne. Dysenterie débuts le 6 septembre. Sorti guéri le 24 octobre.

21. JUPILE (Joseph), soldat au 43e régiment de ligne. Embarras gastrique le 11 septembre ; fièvre muqueuse le 2 octobre. Sorti guéri le 11 octobre.

22. CHAPTAL (Jules), soldat au 13e régiment de ligne. Embarras gastrique. Sorti guéri le 20 septembre.

23. MASCLE (Baptiste), soldat au 13e régiment de ligne. Embarras gastrique. Sorti guéri le 20 septembre.

24. QUENNEGUIS (Guillaume), soldat au 11e régiment de ligne. Dysenterie; débuts le 6 septembre. Sorti guéri le 12 octobre.

25. CLANET (Louis), soldat au 13e régiment de ligne. Diarrhée; embarras gastrique; constipation; débuts le 9 septembre. Sorti guéri le 12 octobre.

26. TÉFREY (Edmond), soldat au 51e régiment de ligne. Blessure à la main droite. Evacué sur la province le 18 septembre.

27. BAUBAIS (Pierre), soldat au 7e régiment de ligne. Anémie. Rhumatisme musculaire sub-aigu; débuts le 12 septembre. Sorti guéri le 13 octobre.

28. DESPORTES (Alexandre), 6e compagnie cavalerie. Blessure à la jambe droite. Evacué sur la province le 18 septembre.

Entrées du 15 Septembre.

29. SAMPIERRI (Jean-Jérôme), soldat au 76e régiment de ligne. Embarras gastrique. Sorti guéri le 20 septembre.

30. COMMÈRE (Etienne), soldat au 76e régiment de ligne. Embarras gastrique. Sorti guéri le 24 septembre.

31. BERNAMONTE (Philippe-François), soldat au 76e régiment de ligne. Bronchite chronique. Evacué le 18 septembre sur la province.

Entrées du 20 Septembre.

32. RAUCHAUSSE (Elie), soldat au 97e régiment de ligne. Coryza; débuts le 17 septembre. Sorti guéri le 25 septembre.

33. FROMENTIN (Jacques), soldat au 87e régiment de ligne. Périostéite du tarse gauche. Sorti amélioré le 25 septembre.

34. BONNEFILLE (Pierre), soldat au 89e régiment de ligne. Embarras gastrique et Gastrodynie chronique; débuts de l'état gastrique le 17 septembre. Sorti le 24 octobre dans des conditions assez satisfaisantes.

Entrées du 21 Septembre.

35. LAGOGUEY (Henri), garde mobile de l'Aube. Diarrhée et laryngite ulcéreuse (accidents secondaires) ; aggravation des symptômes le 10 septembre. Evacué le 29 septembre sur l'ambulance de la rue Violet, no 73.

36. LAAGE (Jean-Marie), soldat au 76e régiment de ligne. Abcès de la main. Sorti le 27 septembre.

37. DELMAS (Jean), soldat au 35e régiment de ligne. Embarras gastrique ; débuts le 14 septembre. Le 2 octobre, fièvre typhoïde. Evacué sur l'ambulance de la rue Violet, no 73.

38. VIDAL (Gabriel), soldat au 35e régiment de ligne. Diarrhée ; débuts le 14 septembre. Sorti guéri le 12 octobre.

Entrées du 22 Septembre.

39. BESSON (Joseph), soldat au 89e régiment de ligne. Fièvre éphémère ; débuts le 19 septembre. Sorti guéri le 15 octobre.

40. SOUILLIER (Jean), soldat au 42e escadron du train. Embarras gasrique ; débuts le 12 septembre. Sorti guéri le 5 octobre.

41. RICHEUX (Louis), 28e bataillon de la garde mobile. Dysenterie ; débuts le 18 septembre. Sorti guéri le 27 septembre.

Entrées du 23 Septembre.

42. JOLY (Jacques), soldat au 42e régiment de ligne. Blessure à la plante du pied gauche, remontant au 13 septembre. Sorti guéri le 5 octobre.

43. RACLOT (Antoine), soldat au 35e régiment de ligne, Conjonctivite double. Sorti guéri le 4 octobre.

44. MALTRET (François), soldat au 42e régiment de ligne. Phlegmon de l'orteil droit. Sorti guéri le 5 octobre.

Entrées du 30 Septembre.

45. CROPAS (Gustave), 59e bataillon de la garde mobile. Embarras gastrique dès le 28 septembre. La variole se déclare le 2 octobre. Evacué le 3 octobre sur l'ambulance des Frères, rue Violet, no 73.

46. POMMET (Emile), soldat au 13e régiment de ligne. Erythème superficiel ; débuts le 22 septembre. Sorti guéri le 5 octobre.

47. Aubry (Maurice-Théophile), caporal 8ᵉ section d'infirmiers militaires. Rhumatisme musculaire et foulure du pied droit ; débuts le 20 septembre. Sorti guéri le 14 décembre.

Entrées du 3 Octobre.

48. Lionnet (Emile), garde mobile. Pharyngite simple ; débuts le 1ᵉʳ octobre. Sorti guéri le 13 octobre.

49. Termoz (François), soldat au 26ᵉ régiment de marche. Amygdalite ; débuts le 27 septembre. Sorti guéri le 13 octobre.

50. Pozon (Jean-Marie), soldat au 14ᵉ régiment de chasseurs à pied. Hernie inguinale externe complète ou scrotale ; débuts le 19 septembre. Sorti le 23 octobre.

51. Castets (Pierre), soldat au 66ᵉ régiment de ligne. Pharyngite simple ; débuts le 28 septembre. Sorti guéri le 13 octobre.

52. Renault (François), soldat au 49ᵉ régiment de ligne. Phthisie pulmonaire ; malade depuis le 4 septembre ; entérite aiguë et diarrhée ; herpès labialis en février. Décédé le 22 février 1871.

53. Azaïs (Auguste), soldat au 1ᵉʳ régiment de voltigeurs. Embarras gastrique suivi de diarrhée ; débuts le 15 septembre. Sorti guéri le 18 octobre.

54. Laspets (Armand), soldat au 66ᵉ régiment de ligne. Céphalalgie ; Bronchite aigue ; débuts le 1ᵉʳ octobre. Sorti guéri le 18 octobre.

55. Prince (Edouard), garde mobile de l'Aube. Abcès de la main gauche ; débuts le 25 septembre. Débridement le 20 octobre. Sorti guéri le 30 novembre.

56. Blancheteau (Ambroise), soldat au 47ᵉ régiment de ligne. Embarras gastrique du 28 septembre au 10 octobre ; Pharyngite simple et fièvre muqueuse consécutive le 11 octobre. Sorti guéri le 30 octobre.

57. Pierre (Jean), soldat au 66ᵉ régiment de ligne. Pharyngite simple (angine) ; débuts le 26 septembre. Sorti guéri le 11 octobre.

58. Cavaillès (Henri), soldat au 37ᵉ régiment de ligne. Rupia prominens ; débuts le 14 septembre. Sorti guéri le 14 novembre.

59. Lannelongue (Jean), soldat au 30ᵉ régiment de ligne. Erysipèle du bras gauche. Sorti guéri le 22 octobre.

60. GAUTRON (Jean), soldat au 3e régiment de ligne. Embarras gastrique ; débuts le 29 septembre ; le 6 octobre fièvre muqueuse consécutive. Sorti guéri le 14 novembre.

61. GAUYER (François-Hippolyte), soldat au 3e régiment de ligne. Bronchite chronique ; courbature le 3 septembre. Vers le 7 octobre, fièvre muqueuse, et vers le 15 novembre, varicelle. Sorti guéri le 18 novembre.

62. BORGNE (Gustave), garde mobile de l'Aube. Embarras gastrique ; débuts le 1er octobre ; le 6 octobre, pharyngite simple ; le 10 octobre, fièvre muqueuse. Sorti guéri le 20 octobre.

63. AILLAUD (Lucien), soldat au 48e régiment de ligne. Scarlatinoïde ; début le 1er octobre. Sorti guéri le 10 octobre.

64. GRANDJEAN (Louis), soldat au 89e régiment de ligne. Anémie. Embarras gastrique ; débuts le 26 septembre. Sorti guéri le 6 novembre.

Entrée du 5 Octobre.

65. DELAMAIRE (Pierre), garde mobile d'Ille-et-Vilaine. Embarras gastrique. Nostalgie. Sorti le 13 octobre.

Entrées du 7 Octobre.

66. MICHEL (Joseph), soldat au 35e régiment de ligne. Dysenterie ; débuts le 23 septembre. Sorti guéri le 19 octobre.

67. GUILLARD (Guillaume), soldat au 14e régiment de marche. Dysenterie ; débuts le 28 septembre. Sorti guéri le 13 octobre.

68. NAUDIN (Auguste), soldat au 10e régiment de marche. Dysenterie ; début le 30 septembre. Sorti guéri le 17 octobre.

69. RATEZ (Emile), soldat au 59e régiment de ligne. Embarras gastrique, et Gastrodynie ; début le 28 septembre. Sorti guéri le 29 octobre.

70. CAVARD (Pierre), soldat au 10e régiment de marche. Dysenterie ; débuts le 5 octobre. Sorti guéri le 12 octobre.

71. TINÉ (Octave), soldat au 14e régiment de marche. Dysenterie ; débuts le 28 septembre. Anémie ; éblouissements le 23 octobre. Sorti guéri le 4 novembre.

72. BIHANT (Ives-Marie), soldat au 14e régiment de marche. Fièvre éphémère ; début le 28 septembre. Sorti guéri le 13 octobre.

73. Chenet (Jean-Louis), soldat au 3ᵉ régiment de ligne. Fièvre éphémère ; débuts le 27 septembre. Sorti guéri le 22 octobre.

Entrées du 9 Octobre.

74. Richard (Urbain), soldat au 47ᵉ régiment de ligne. Bronchite chronique ; dysenterie ; débuts le 4 octobre. Sorti le 14 décembre guéri de la dysenterie.

75. Montigny (Désiré), garde mobile du Loiret. Embarras gastrique ; début le 5 octobre. Variole le 11 octobre. Evacué sur l'ambulance de la rue Violet, nᵒ 73.

76. Bazin (Adrien), garde mobile de l'Aube. Phlegmon érysipélateux du thorax ; débuts le 6 octobre. Opéré le 21 octobre ; suppuration terminée le 4 décembre. Evacué sur la province le 22 février.

77. Gourvès (Jean), 9ᵉ section ouvriers militaires. Fièvre intermittnte tierce ; début le 3 octobre. Sorti le 18 octobre.

Entrées du 11 Octobre.

78. Charpentier (François), soldat au 61ᵉ régiment de ligne. Fièvre intermittente tierce, ancienne ; accès le 2 septembre. Le 25 octobre, rhumatisme articulaire sub-aigu et hydarthrose du genou droit ; le 18 décembre, pneumonie du côté droit. Sorti guéri le 9 janvier 1871.

79. Gimonet (Désiré), soldat au 30ᵉ régiment de ligne. Dysenterie ; débuts le 5 octobre. Variole le 27 octobre. Evacué sur l'ambulance de la rue Violet, nᵒ 73.

80. Guimiaux (François), soldat au 37ᵉ régiment de ligne. Fièvre intermittente quotidienne ; début le 6 octobre. Herpès le 20 octobre. Sorti guéri le 6 novembre.

81. Pillot (Gustave), garde mobile de l'Aube. Bronchite chronique. Sorti amélioré le 9 janvier 1871.

Entrées du 13 Octobre.

82. Gervy (Jérémie), soldat au 13ᵉ régiment de ligne. Anémie. Embarras gastrique ; début le 11 octobre. Sorti guéri le 26 octobre.

83. Allain (Henri), soldat au 30ᵉ régiment de ligne. Dysenterie ; début le 11 octobre. Sorti guéri le 14 novembre.

84. Dugas (Auguste), soldat au 13ᵉ régiment de ligne. Embarras gastrique. Variole. Évacué sur l'ambulance de la rue Violet, nᵒ 73.

85. Stipon (Mathieu), soldat au 3ᵉ régiment de ligne. Erysipèle de la face ; débuts le 11 octobre. Sorti guéri le 28 octobre.

Entrées du 14 Octobre.

86. Libault (François), soldat au 13ᵉ régiment de ligne. Fièvre intermittente quotidienne très-rebelle ; débuts le 6 octobre. Sorti guéri le 14 décembre.

87. Devaux (Eugène), soldat au 13ᵉ régiment de ligne. Dysenterie ; débuts le 11 octobre. Sorti guéri le 29 octobre.

88. Duval (Paul-Eugène), soldat au 30ᵉ régiment de ligne. Dysenterie ; débuts le 5 octobre. Sorti guéri le 30 octobre.

89. Ficet (Léonor), soldat au 61ᵉ régiment de ligne. Embarras gastrique et fièvre muqueuse consécutive ; début le 11 octobre ; convalescent le 30 octobre. Varicelle le 13 novembre ; très-affaibli. Convalescent le 23 novembre. Sorti guéri le 10 décembre.

90. Terraz (Siméon), soldat au 47ᵉ régiment de ligne. Dysenterie ; débuts le 6 octobre. Sorti guéri le 4 novembre.

91. Hatot (Paul), garde mobile de l'Aube. Amygdalite double ; débuts le 13 octobre. Sorti guéri le 21 octobre.

92. Georgey (Henri), soldat au 30ᵉ régiment de ligne. Embarras gastrique ; fièvre typhoïde ataxo-adynamique ; débuts le 11 octobre. Convalescent le 3 novembre ; varioloïde du 15 au 27 novembre. Sorti guéri le 10 décembre.

93. Lemoal (Mathurin), soldat au 31ᵃ régiment de ligne. Dysenterie et Pyrosis ; débuts le 9 octobre. Sorti guéri le 26 octobre.

Entrées du 19 Octobre.

94. Cintre (Joseph), soldat au 48ᵉ régiment de ligne. Anémie très-prononcée. Erythème superficiel ; début le 15 octobre. Sorti guéri le 25 octobre.

95. Surre (Julien), soldat au 66ᵉ régiment de ligne. Embarras gastrique ; débuts le 15 octobre. Sorti guéri le 28 octobre.

96. Piou (Pierre), soldat au 48e régiment de ligne. Embarras gastrique ; variole. Evacué sur l'ambulance de la rue Violet, no 73, le 21 octobre.

97. Dupré (Auguste-Charles), soldat au 48e régiment de ligne. Abcès cervical strumeux ; débuts le 14 octobre. Gastrite aiguë consécutive. Sorti valide le 10 décembre.

Entrées du 20 Octobre.

98. Michel (Baptiste), soldat au 21e régiment de ligne. Dysenterie ; début le 13 octobre. Sorti guéri le 26 octobre.

99. Duchauffour (Alexandre), 1er régiment d'artillerie de la garde mobile. Embarras gastrique ; débuts le 16 octobre. Sorti guéri le 24 octobre.

100. Vincent (Justin), soldat au 13e régiment de ligne. Embarras gastrique ; débuts le 8 octobre. Sorti guéri le 30 octobre.

101. Logier (Célestin), soldat au 23e régiment de marche. Rhumatisme musculaire chronique. Malade depuis le 14 octobre. Sorti le 14 novembre.

Entrées du 22 Octobre.

102. Murit (Jean), soldat au 66e régiment de ligne. Dysenterie ; débuts le 19 octobre. Vers la fin d'octobre, la dysenterie étant guérie, nous reconnûmes l'existence d'un iléus ou coliques du miseréré paraissant remonter à six ou sept mois, d'après l'interrogatoire du malade. Sorti le 19 janvier 1871.

103. Aynié (Pierre), soldat au 66e régiment de ligne. Rhumatisme musculaire ; débuts le 20 octobre. Sorti guéri le 14 novembre.

104. Sablayroles (Pierre), soldat au 48e régiment de ligne. Dysenterie ; débuts le 19 octobre. Sorti guéri le 8 novembre.

105. Dubos (Jean), soldat au 66e régiment de ligne. Embarras gastrique ; débuts le 21 octobre ; varioloïde consécutive. Sorti guéri le 14 novembre.

106. Mathieu (Jean), soldat au 48e régiment de ligne. Diarrhée et fièvre muqueuse ; débuts le 19 octobre. Sorti guéri le 3 novembre.

Entrées du 25 Octobre.

107. Duchemin (Octave), 26e bataillon de la garde mobile. Bronchite aiguë ; débuts le 22 octobre. Sorti guéri le 25 novembre.

108. Binet (Jules), soldat au 3e régiment d'artillerie. Diarrhée ; débuts le 20 octobre ; fièvre muqueuse consécutive. Sorti guéri le 24 novembre.

109. Ginestet (Etienne), soldat au 26e régiment de marche. Fièvre éphémère le 24 octobre ; varicelle le 28. Sorti guéri le 10 novembre.

110. Bridonneau (Jean), soldat, au 25e régiment de marche. Broncho-pneumonie chronique, épilepsie et hémoptysie passive. Sorti amélioré le 10 février.

Entrée du 27 Octobre.

111. Caustier (Joseph), artillerie de la garde mobile. Hypertrophie du cœur. Erysipèle œdémateux et pustuleux des jambes ; malade depuis le 22 octobre ; arthrite des genoux le 20 novembre ; anasarque le 28 décembre. (Alcoolisme). Décédé le 10 janvier.

Entrées du 28 Octobre.

112. Gaulies (François), soldat au 24e régiment de marche. Fièvre typhoïde ataxo-adynamique très-grave ; débuts le 23 octobre par un embarras gastrique ; le 9 novembre, délire et soubresauts des tendons. Escarres au sacrum, aux jambes, bras et thorax. Décédé le 25 novembre.

113. Guerth (Louis-Désiré), soldat au 2e bataillon d'artillerie de la garde mobile. Pleurodynie ; débuts le 26 octobre. Sorti guéri le 2 novembre.

Entrées du 29 Octobre.

114. Chicot (Louis), soldat au 13e régiment de ligne. Bronchite chronique ; courbature depuis le 26 octobre ; Bronchite capillaire. Décédé le 9 février.

115. Joméau (Léon), 6e section, 3e division d'infirmiers militaires. Embarras gastrique ; le 22 octobre, fièvre typhoïde ataxo-adynamique très-grave ; météorisme, diarrhée et broncho-pneumonie du 5 au 9 novembre. Convalescent vers le 25 novembre. Stéatome à la joue droite le 18 décembre. Sorti guéri le 9 janvier 1871.

Entrées du 30 Octobre.

116. PLISSON (François), soldat au 5e bataillon de la garde mobile du Loiret. Rhumatisme musculaire ; débuts le 28 octobre par une courbature ; le rhumatisme musculaire se déclare le 3 novembre ; arthrite le 13. Sorti guéri le 30 novembre.

117. BELLIER (Séraphin), soldat au 23e régiment de marche. Embarras gastrique le 24 octobre. Fièvre typhoïde ataxo-adynamique très-grave ; délire, broncho-pneumonie, surdité ; abcès sous l'aisselle droite du 19 au 25 novembre. Convalescent vers le 27 novembre. Vers le 15 décembre, hématome à la fesse gauche. Purpura scorbutique vers le 29 janvier. Décédé le 21 février.

Entrée du 2 Novembre.

118. COURANT (Théotime), soldat au 11e régiment d'artillerie. Dysenterie ; débuts le 31 octobre. Sorti guéri le 18 novembre.

Entrées du 4 Novembre.

119. ALESSANDRE (Dominique), soldat au 25e régiment de marche. Herpès ; débuts le 1er novembre. Sorti guéri le 30 novembre.

120. EVAIN (Julien), soldat au 123e régiment de ligne. Embarras gastrique ; débuts le 2 novembre. Sorti guéri le 14 novembre.

Entrées du 5 Novembre.

121. WEIDNER (Louis), soldat au 1er bataillon d'artillerie de la garde mobile. Embarras gastrique ; débuts le 2 novembre. Sorti guéri le 12 novembre.

122. DEROY (Vittal), soldat au 26e régiment de marche. Gastrite aiguë (alcoolique). Aphone depuis le 20 octobre. Vers le 9 novembre, entéralgie et flatuosités. Décédé le 6 janvier 1871.

123. PETITJEAN (François), soldat du train des équipages. Embarras gastrique le 30 octobre ; variole le 7 novembre. Evacué le 8 sur l'ambuance de la rue Violet, no 73.

124. LINARD (Onésime), 3e bataillon garde mobile de l'Aube. Erythème noueux ; débuts le 1er novembre ; arthrite idiopathique le 26 novembre. Sorti guéri le 30 décembre.

Entrées du 14 Novembre.

125. GALATRY (Martial), soldat au 11e régiment d'artillerie. Courbature ; début le 9 novembre ; pneumonie double le 20 novembre. Asthme antérieur. Sorti guéri le 10 décembre.

126. BESSON (Hyacinthe), soldat au 11e régiment d'artillerie. Dysenterie et douleurs rhumatismales errantes ; débuts le 10 novembre. Sorti guéri le 6 décembre.

Entrées du 18 Novembre.

127. PICHOUX (Claude), soldat au 125e régiment de ligne. Bronchite aiguë ; débuts le 1er novembre. Sorti guéri le 2 décembre.

128. ROYBET (François), soldat au 123e régiment de ligne. Bronchite aiguë ; débuts le 1er octobre. Frissons et accès de toux le 6 décembre. Broncho-pneumonie vers le 5 janvier, devenue typhique et purulente. Décédé le 31 janvier.

129. MERGET (Jules), 1er régiment de zouaves. Hémoptysie d'ancienne date. Evacué sur la province le 22 février.

Entrées du 19 Novembre.

130. MARIE (Bazile), soldat au 125e régiment de ligne. Fièvre intermittente tierce. Hernie inguinale complète ou scrotale d'ancienne date Sorti le 1er décembre.

131. GUINARD (Réné), soldat au 23e régiment de marche. Fièvre intermittente quotidienne ; débuts le 16 novembre. Sorti guéri le 30 novembre.

Entrées du 20 Novembre.

132. FROMANT (Gustave), soldat au 125e régiment de ligne. Pneumonie du côté droit ; débuts le 16 novembre. Sorti guéri le 14 décembre.

133. JUTEAU (Louis), soldat au 125e régiment de ligne. Sciatique ; débuts le 15 novembre. Sorti guéri le 6 décembre.

Entrée du 21 Novembre.

134. THÉNARD (Jean-Marie), 6e bataillon artillerie de la garde mobile. Convalescent de dysenterie. Sorti le 10 décembre.

Entrées du 22 Novembre.

135. NIVELET (Léon), garde mobile de l'Aube. Arthrite idiopathique des deux genoux ; débuts le 18 novembre. Rhumatisme musculaire le 3 janvier. Sorti guéri le 31 janvier 1871.

136. NIEPS (Prudent), garde mobile de l'Aube. Rhumatisme musculaire ; début le 18 novembre. Sorti guéri le 26 décembre.

Entrées du 24 Novembre.

137. CARPENTIER (Désiré), garde mobile de la Somme. Rhumatisme musculaire ; débuts le 20 novembre. Sorti guéri le 31 décembre.

138. CHABERT (Firmin), soldat au 11e régiment d'artillerie. Bronchite chronique. Sorti amélioré le 10 décembre.

139. DESJARDINS (Léonide), garde mobile de l'Aube. Rhumatisme articulaire et musculaire ; débuts le 14 novembre. Sorti guéri le 22 janvier.

Entrée du 25 Novembre.

140. TAGAND (François), garde mobile de la Somme. Bronchite chronique. Sorti amélioré le 14 décembre.

Entrées du 26 Novembre.

141. THOMAS (Prosper), soldat au 123e régiment de ligne. Bronchite chronique remontant à six mois environ. Sorti amélioré le 6 décembre.

142. LERON (Pierre), soldat au 125e régiment de ligne. Bronchite subaiguë, débuts indéterminés. Sorti guéri le 5 décembre.

Entrées du 1er Décembre.

143. DELALANDE (Auguste), garde mobile d'Ille-et-Vilaine. Courbaturé et contusionné à l'épaule gauche par un éclat d'obus le 2 novembre. Sorti guéri le 30 décembre.

144. HIUELLE (Jacques), garde mobile du Morbihan. Embarras gastrique ; débuts le 22 novembre. Sorti guéri le 14 décembre.

145. OLICHON (Joseph), garde mobile du Morbihan. Embarras gastrique le 22 novembre ; fièvre muqueuse consécutive. Eczema impétigineux

des cavités buccale et nasale, des lèvres et côté droit de la face, le 22 décembre ; gingivite scorbutique le 4 janvier ; diarrhée le 6 février. Evacué sur la province le 22 février.

146. Hélégouard (Mathurin), garde mobile du Morbihan. Embarras gastrique ; débuts le 24 novembre. Sorti guéri le 14 décembre.

147. Evans (Jean-Marie), garde mobile du Morbihan. Accidents tertiaires ; laryngite ulcéreuse (alcoolisme). Décédé le 11 décembre.

148. Sanselot (Pierre), garde mobile du Morbihan. Bronchite chronique ; embarras gastrique le 26 novembre ; bronchorrhée le 3 janvier. Sorti amélioré le 9 janvier.

149. Kriel (Jean-Marie), garde mobile du Morbihan. Fièvre éphémère débutant le 26 novembre ; pharyngite simple le 8 décembre ; fièvre muqueuse le 10 décembre ; mieux du 19 décembre au 20 janvier. Scorbut ; purpura le 29 janvier. Décédé le 16 février.

Entrée du 2 Décembre.

150. Lorcy (François), garde mobile du Morbihan. Courbature dès le 24 novembre ; rhumatisme musculaire le 4 décembre. Sorti guéri le 9 janvier.

Entrée du 3 Décembre.

151. Felrik (Pierre-Clément), garde mobile de la Seine. Eczema simple ; débuts le 25 novembre. Sorti guéri le 18 décembre.

Entrées du 5 Décembre.

152. Péglion (Pierre), 2e section ouvriers militaires. Ecthyma chronique ; dysenterie ; débuts le 1er décembre. Sorti guéri le 14 décembre.

153. Mouchet (Paul), 12e section ouvriers militaires. Laryngite aiguë simple (aphonie) ; débuts le 1er décembre ; diarrhée le 3 janvier. Sorti guéri le 16 janvier.

Entrées du 7 Décembre.

154. Bernard (Jean-Marie), garde mobile de la Seine-Inférieure. Courbature le 1er décembre ; épilepsie, glossite accidentelle. Evacué sur l'ambulance de la rue Violet, no 36.

155. Bossuat (Désiré), garde mobile de l'Aube. Rhumatisme musculaire ; gingivite scorbutique le 20 décembre. Sorti guéri le 3 janvier.

Entrées du 10 Décembre.

156. Belin (Henri), garde mobile de la Côte-d'Or. Bronchite chronique ; malade depuis le 20 novembre ; varioloïde le 3 janvier. Sorti guéri le 19 janvier.

157. Martin (Albert), garde mobile de la Côte-d'Or. Fièvre typhoïde ataxique ; débuts le 6 décembre. Décédé le 24 décembre.

158. Humbert (Jean-Baptiste), 12ᵉ régiment de cuirassiers. Diarrhée chronique et·dysenterie ; débuts le 25 novembre. Sorti guéri le 9 janvier.

159. Gourdeau (Léopold), garde mobile de la Côte-d'Or. Bronchite chronique ; diarrhée le 4 décembre ; pneumonie double adynamique le 17 ; décédé le 19 décembre.

160. Jouanne (Adolphe-Henri), 1ᵉʳ régiment d'artillerie. Bronchite chronique ; malade depuis le 6 décembre. Sorti amélioré le 16 décembre.

161. Frilicot (Jean-Nicolas), 1ᵉʳ régiment d'artillerie. Rhumatisme musculaire ; débuts le 6 décembre. Sorti guéri le 31 décembre.

Entrée du 12 Décembre.

162. Brécion (Auguste), soldat au 90ᵉ régiment de ligne. Fièvre éphémère ; débuts le 8 décembre. Varicelle. Sorti guéri le 9 janvier.

Entrée du 15 Décembre.

163. Fraillon (Auguste), 1ᵉʳ bataillon d'artillerie de la garde mobile. Pharyngite simple ; débuts le 13 décembre. Sorti guéri le 18 décembre.

Entrées du 20 Décembre.

164. Valet (Edmond), garde mobile de l'Aube. Fièvre intermittente tierce, rebelle ; débuts le 16 décembre. Sorti guéri le 31 janvier.

165. Blanchard (Jules), garde mobile de l'Aube. Courbature le 14 décembre ; Pharyngite simple. Sorti guéri le 34 décembre.

166. Blansetier (Albàn), garde mobile de Seine-et-Oise. Le 14 décembre, courbature, varicelle, bronchite consécutive. Sorti guéri le 8 janvier.

167. Métavant (Léon-Alexandre), soldat au 136e régiment de ligne. Pemphigus chronique ; courbature dès le 8 décembre. Sorti le 4 janvier.

168. Delatouche (Jean-Baptiste), soldat au 136e régiment de ligne. Fièvre intermittente quotidienne ; débuts le 8 décembre ; dysenterie passagère le 7 janvier. Sorti guéri le 30 janvier.

169. Deluzier (Philibert), 4e régiment d'artillerie. Fièvre éphémère ; débuts le 12 décembre. Sorti guéri le 30 décembre.

170. Mohamed ben Chergui, 4e régiment de zouaves. Fièvre éphémère ; débuts le 12 décembre. Sorti guéri le 30 décembre.

171. Jouseph ben Ali, 4e régiment de zouaves. Le 12 décembre : courbature ; bronchite sub-aiguë. Sorti le 30 décembre.

172. Gouilleau (Louis), soldat au 35e régiment de ligne. Fièvre intermittente quotidienne d'ancienne dâte ; malade depuis le 7 décembre ; fièvre typhoïde ataxique, variété bilieuse le 29 décembre. Pneumonic double le 31 décembre. Décédé le 5 janvier.

173. Girardin (Jules), garde mobile de l'Aube. Courbature le 12 décembre ; fièvre muqueuse ; gingivite scorbutique le 22 décembre. Pneumonie du côté gauche le 28 ; céphalalgie le 16 janvier ; diarrhée le 27 janvier. Sorti guéri le 10 février.

174. Cognon (Victor-Alexis), garde mobile de l'Aube. Embarras gastrique ; débuts le 18 décembre. Sorti guéri le 25 décembre.

175. Petit (Justin-Gustave), soldat au 49e bataillon de la garde mobile. Aphonie, laryngite, dès le 12 décembre. Broncho-pneumonie le 3 janvier, devenue typhique vers le 5 janvier. Décédé le 10 janvier.

Entrées du 27 Décembre.

176. Brochan (François), 2e régiment de lanciers. Bronchite chronique ; courbature dès le 25 décembre. Varicelle le 9 janvier. Sorti le 24 janvier.

177. Lepause (Jules), 36e bataillon de la garde mobile. Bronchite chronique ; malade depuis le 22 décembre. Sorti amélioré le 16 janvier.

178. Deschamps (Pierre), 36e bataillon de la garde mobile. Bronchite ; débuts le 18 décembre. Sorti guéri le 16 janvier.

Entrées du 31 Décembre.

179. LAROCHE (Dòminique), 1er régiment de gendarmes à cheval. Bronchite chronique; diarrhée depuis le 26 décembre. Sorti le 9 janvier.

180. GÉRAULT (Constant), soldat au 136e régiment de ligne. Bronchite chronique; débuts en juillet 1870. Sorti amélioré le 19 janvier 1871.

181. BOURDONNAIS (Gustave), 1er régiment de gendarmes à cheval. Bronchite chronique; malade depuis le 15 décembre. Sorti amélioré le 9 janvier.

Entrées du 4 Janvier 1871.

182. BÉDIER (Théodore), garde mobile d'Ille-et-Vilaine. Diarrhée; débuts le 10 décembre. Sorti guéri le 10 janvier.

183. CHOPIN (Pierre), garde mobile d'Ille-et-Vilaine. Bronchite; débuts le 2 janvier par de la courbature. Sorti guéri le 18 janvier.

184. GARNIER (Joseph), garde mobile d'Ille-et-Vilaine. Délire; fièvre typhoïde, cérébrale, forme délirante; débuts le 31 décembre; diarrhée le 22 janvier et 19 février. Décédé le 20 février.

185. MIGAUT (François), garde mobile d'Ille-et-Vilaine. Fièvre éphémère; débuts le 27 décembre. Sorti guéri le 19 janvier.

186. BERTHEUX (Jean-Baptiste), garde mobile d'Ille-et-Vilaine. Fièvre éphémère depuis le 29 décembre, symptomatique d'un abcès strumeu de la main gauche et du bras, lequel se déclare vers le 25 janvier. Décédé le 19 février.

Entrées du 5 Janvier.

187. CHOQUET (Jean-Marie), 2e section ouvriers militaires. Laryngite simple (aphonie); débuts le 28 décembre. Sorti guéri le 16 janvier.

188. BERTHEAU (Ferdinand), 4e compagnie ouvriers d'artillerie. Fièvre éphémère dès le 1er janvier; diarrhée le 12. Sorti guéri le 19 janvier.

Entrées du 20 Janvier.

189. BLACHON (Ferdinand), garde mobile de la Drôme. Bronchite consécutive à la variole; débuts le 9 janvier. Sorti guéri le 6 février.

190. Cohet (Ferdinand), garde mobile de la Drôme. Bronchite consécutive à la variole; débuts le 1er janvier. Sorti guéri le 6 février.

191. Goupil (Jean-Baptiste), artillerie de la marine. Bronchite et chute de cheval le 18 janvier. Sorti guéri le 31 janvier.

Entrée du 22 Janvier.

192. Fraillon (Auguste), 2e bataillon artillerie de la garde mobile. Fièvre éphémère; débuts le 18 janvier. Sorti guéri le 28 janvier.

Entrées du 25 Janvier.

193. Dupoux (Pierre), 1er régiment de chasseurs à cheval. Bronchite chronique; malade depuis le 22 janvier. Évacué sur la province le 22 février.

194. Tixider (Jean), 3e régiment du train des équipages. Fièvre éphémère; varicelle; débuts le 21 janvier. Sorti guéri le 6 février.

195. Vallet (François-Joseph), garde forestier. Otorrhée et laryngite; débuts le 18 janvier. Sorti guéri le 31 janvier.

196. Morel (Aimable), 21e régiment d'artillerie. Bronchite; fièvre muqueuse; débuts le 10 janvier. Évacué le 22 février sur la province.

197. Pecquery (Gustave), garde mobile de la Somme. Torticollis; débuts le 22 janvier. Sorti guéri le 31 janvier.

198. Sallé (Timothée), garde mobile de la Somme. Fièvre éphémère; débuts le 17 janvier. Sorti guéri le 31 janvier.

Entrées du 27 Janvier.

199. Hoch (Georges), 16e régiment d'artillerie. Fièvre éphémère; débuts le 22 janvier. Sorti guéri le 4 février.

200. Marcy (Mathurin), soldat au 121e régiment de ligne. Bronchite chronique; malade depuis le 26 janvier. Évacué le 22 février sur la province.

201. Vieille (Louis-Florimon), soldat au 123e régiment de ligne. Bronchite; débuts le 17 janvier. Sorti guéri le 4 février.

202. LAVIGNE (Jean), soldat au 124e régiment de ligne. Courbature ; bronchite ; débuts le 22 janvier. Évacué le 22 février sur la province.

203. MAURIZE (Jean-Baptiste), soldat au 123e régiment de ligne. Bronchite ; débuts le 22 janvier. Sorti guéri le 6 février.

204. LACLIDE (Jean), soldat au 124e régiment de ligne. Bronchite ; débuts le 22 janvier. Broncho-pneumonie, typhique et purulente le 3 février. Décédé le 23 février.

205. DUFOUR (Pierre), soldat au 124e régiment de ligne. Courbature ; bronchite ; débuts le 23 janvier. Sorti guéri le 6 février.

Entrées du 28 Janvier.

206. BARBIER (Pierre), soldat au 34e régiment de ligne. Bronchite chronique ; malade depuis le 13 janvier. Fièvre typhoïde cérébrale, forme délirante, vers le 5 février. Évacué le 20 mars en pleine convalescence, sur l'ambulance de la rue Violet, n° 36.

207. SALIGNIÉ (Léopold), soldat au 124e régiment de ligne. Bronchite chronique ; malade depuis le 23 janvier. Sorti amélioré le 6 février.

208. LAMY (Charles-Gustave), soldat au 124e régiment de ligne. Bronchite chronique ; malade depuis le 26 janvier. Sorti amélioré le 10 février.

209. TAILLARDAT (Auguste), soldat au 124e régiment de ligne. Bronchite consécutive à la variole ; débuts le 22 janvier. Décédé le 5 février.

210. LEBRETON (Henri), soldat au 124e régiment de ligne. Bronchite chronique ; diarrhée depuis le 22 janvier. Évacué le 22 février sur la province.

Entrées du 29 Janvier.

211. LEMERCIER (Charles), 2e section ouvriers militaires. Broncho-pneumonie ; débuts le 17 janvier. Sorti guéri le 12 février.

212. MAGE (Pierre), 9e section ouvriers militaires. Bronchite ; débuts le 25 janvier. Sorti guéri le 6 février.

Entrées du 4 Février.

213. Joly (Constant), 2ᵉ section ouvriers militaires. Laryngite simple; débuts le 27 janvier. Sorti guéri le 12 février.

214. Menot (Célestin), 2ᵉ section ouvriers militaires. Blennorrhagie. Évacué sur l'ambulance de la rue Violet, n° 36.

215. Cornu (Édouard), 3ᵉ régiment du train des équipages. Laryngite simple ; débuts le 1ᵉʳ février. Sorti guéri le 14 février.

216. Boizard (Jules), garde mobile de l'Aube. Bronchite; débuts le 31 janvier. Sorti guéri le 12 février.

217. Banse (Charles), soldat au 42ᵉ régiment de ligne. Laryngo-bronchite; débuts le 29 janvier. Sorti guéri le 4 mars.

218. Dudouit (Arsène), soldat au 42ᵉ régiment de ligne. Laryngite; débuts le 1ᵉʳ février; varicelle le 6 février. Évacué le 22 février sur la province.

219. Gaubiat (Denys), soldat au 76ᵉ régiment de ligne. Broncho-pneumonie chronique, devenue typhique. Malade depuis le 20 janvier. Décédé le 13 février.

Entrées du 8 Février.

220. Durif (Jacques), garde mobile de la Seine. Bronchite ; débuts le 6 février. Sorti guéri le 16 février.

221. Larue (Étienne), fusilier de la marine. Laryngo-bronchite; débuts le 6 février. Sorti guéri le 2 mars.

222. Cutté (Pierre), garde mobile des Côtes-du-Nord. Diarrhée ; débuts le 2 février. Évacué sur la province le 22 février.

223. Chatelard (Jacques-Marie), 4ᵉ régiment d'artillerie. Laryngite; débuts le 5 février. Sorti guéri le 14 février.

224. Langeron (Jean), 1ᵉʳ bataillon d'artillerie du Rhône. Gastralgie; débuts le 21 janvier. Évacué sur la province le 22 février.

225. Quinsat (Baptiste), garde mobile de la Seine. Contusion au maxillaire inférieur le 26 janvier. Sorti guéri le 12 février.

226. TADDU (Dominique-Marius), soldat **au** 42e régiment de ligne.
Laryngo-bronchite; débuts le 5 février. Sorti guéri le 18 février.

Entrées du 11 Février.

227. MAGE (Pierre-Paul), soldat au 112e régiment de ligne. Bronchite
chronique; débuts le 15 décembre. Sorti amélioré le 14 février.

228. AUBRUN (Claude), soldat au 107e régiment de ligne. Bronchite;
débuts le 9 février. Évacué le 22 février sur la province.

229. GRAS (François), 14e régiment de dragons. Broncho-pneumonie;
débuts le 6 février; devenue typhique vers le 15 février. Décédé le
18 février.

230. QUESNEY (Arsène), 1re section infirmiers militaires. Rhumatisme
articulaire; débuts le 11 janvier. Évacué le 22 février sur la province.

231. MATHIS (Léopold-Arthur), 14e régiment de dragons. Diarrhée
depuis le 6 février. Évacué sur la province le 22 février.

Entrée du 13 Février.

232. BESSIÈRE (Constant), 9e section ouvriers militaires. Bronchite ;
débuts le 10 février. Sorti guéri le 4 mars.

Entrées du 14 Février.

233. DUGUÉ (Jean), 2e régiment du génie. Fièvre éphémère; débuts le
10 février. Sorti guéri le 18 février.

234. PAYET (Jean), 2e régiment du génie. Bronchite; débuts le 14 janvier. Sorti guéri le 20 février.

235. VIARD (Henri), 2e régiment du génie. Bronchite; débuts le 14 janvier. Évacué sur la province le 14 mars.

236. ARNOULH (Auguste), 2e régiment du génie. Abcès strumeux
chroniques; malade depuis le 1er février. Évacué le 20 mars sur l'ambulance de la rue Violet, no 36.

Entrées du 15 Février.

237. HÉLIN (André), garde mobile de la Seine-Inférieure. Laryngo-
bronchite; débuts le 19 janvier. Sorti guéri le 22 janvier.

238. SOUAILLE (Léon), soldat au 32ᵉ régiment de marche. Bronchite; débuts le 16 janvier, devenue capillaire le 1ᵉʳ mars. Décédé le 3 mars.

239. HOUARNEY (Guillaume), soldat au 20ᵉ régiment de marche. Bronchite; débuts le 24 janvier. Évacué sur la province le 22 février.

Entrée du 17 Février.

240. DULAUD (Jean), soldat au 113ᵉ régiment de ligne. Bronchite; débuts le 9 février. Sorti guéri le 10 mars.

Entrée du 19 Février.

241. DELOUCHE (Claude), fusilier de la marine. Scorbut; débuts le 9 février. Évacué sur la province le 14 mars.

Entrées du 21 Février.

242. MOINE (Pierre-Victor), 2ᵉ section ouvriers militaires. Scorbut; débuts le 16 février. Évacué sur la province le 14 mars.

243. ESTÈVE (Antoine), soldat au 123ᵉ régiment de ligne. Embarras gastrique; variole. Évacué sur la province le 14 mars.

244. GOUVENEAU (Émile), garde mobile de l'Aisne. Gastralgie depuis le 18 février. Sorti guéri le 26 février.

245. FRANCELLE (François), garde mobile de l'Aube. Périostéite de la jambe droite; malade depuis le 1ᵉʳ février. Évacué sur la province le 14 mars.

246. BAGOT (Michel), soldat au 115ᵉ régiment de ligne. Pleurodynie depuis le 18 février. Sorti guéri le 26 février.

247. MICHEL (Julien-Marie), soldat du train des équipages. Bronchite; débuts le 18 février. Sorti guéri le 26 février.

248. TERRUT (Joseph), soldat du train d'artillerie. Broncho-pneumonie; débuts le 14 février; devenue typhique vers le 24 février. Décédé le 26 février.

Entrées du 23 Février.

249. BELLAMY (Eugène), 1ʳᵉ section d'infirmiers militaire. Diarrhée depuis le 19 février; fièvre typhoïde ataxo-adynamique très-grave, le 26 février. Décédé le 1ᵉʳ mars.

250. ROUSSEL (Jean-Marie), 2e bataillon garde mobile des Côtes-du-Nord. Bronchite; débuts le 15 février. Sorti guéri le 2 mars.

251. COADRIEUX (Pierre-Marie), 2e bataillon garde mobile des Côtes-du-Nord. Diarrhée depuis le 18 février. Sorti guéri le 2 mars.

252. RAMBAUD (Jean-Baptiste), 2e section ouvriers militaires. Gastro-entérite chronique (ancienne). Sorti amélioré le 2 mars.

253. FOUTEL (François), 1er bataillon garde mobile des Côtes-du-Nord. Embarras gastrique le 15 février; fièvre typhoïde ataxo-adynamique grave vers le 1er mars. Décédé le 14 mars.

254. PAPILLAUD (Charles), soldat du train des équipages. Otorrhée et Céphalalgie depuis le 19 février. Sorti guéri le 1er mars.

255. BÉRANGER (Célestin), soldat du train des équipages. Bronchite; débuts le 15 février. Sorti guéri le 4 mars.

256. PELET (Claude-François-Adolphe), soldat au 12e régiment de cuirassiers. Bronchite depuis le 17 février; diarrhée le 6 mars. Évacué e 20 mars sur l'ambulance de la rue Violet, no 36.

Entrée du 24 Février.

257. MAILFERT (Camille), 1re section infirmiers militaires. Céphalalgie dès le 22 février; diarrhée le 2 mars; fièvre typhoïde latente vers le 4 mars. Évacué le 20 mars, sur l'ambulance de la rue Violet, no 36.

Entrée du 25 Février.

258. BLAINVILLAIN (Adolphe), 2e régiment de lanciers. Convalescent de bronchite. Sorti guéri le 4 mars.

Entrée du 26 Février.

259. LAPORTE (Élie), sergent de la 13e section d'infirmiers militaires, Bronchite chronique remontant au mois d'août 1870. Évacué sur la province le 14 mars.

Entrées du 1er Mars.

260. GUIGARD (Louis), garde mobile de la Drôme. Impetigo sparsa; débuts le 28 février. Sorti le 18 mars.

7

261. TABOIN (Jules), garde mobile de l'Yonne. Broncho-pneumonie typhique; débuts le 27 février. Décédé le 5 mars.

262. MANON (François), soldat du train d'artillerie. Bronchite et diarrhée depuis le 16 février. Évacué le 20 mars sur l'ambulance de la rue Violet, n° 36.

263. BAZIN (Théodore), caporal au régiment des gardes forestiers. Fièvre éphémère; débuts le 26 février. Évacué sur la province le 14 mars.

264. GRASSET (Pierre), soldat au 136ᵉ régiment de ligne. Broncho-pneumonie; débuts le 1ᵉʳ février. Décédé le 13 mars.

265. BIDAULT (François), soldat au 119ᵉ régiment de ligne. Bronchite; débuts le 28 février par une courbature. Sorti guéri le 12 mars.

266. QUÉRÉ (Hervé), garde mobile du Finistère. Entéralgie depuis le 15 février. Sorti guéri le 4 mars.

267. DULIDEC (Jean-Marie), garde mobile du Finistère. Céphalalgie depuis le 28 février. Sorti guéri le 4 mars.

268. BAGOURY (Pierre), garde mobile d'Ille-et-Vilaine. Bronchite ayant débuté le 26 février; fièvre typhoïde vers le 17 mars. Évacué le 20 mars sur l'ambulance de la rue Violet, n° 36.

269. NORMAND (Paul), soldat au 1ᵉʳ régiment du train des équipages. Bronchite; diarrhée le 20 février. Sorti guéri le 19 mars.

Entrées du 2 Mars.

270. CHAUSSON (Théodore), garde mobile de la Somme. Diarrhée; débuts le 14 février. Sorti guéri le 7 mars.

271. GAIN (Jules), infirmier de la marine. Bronchite chronique et affection scorbutique. Évacué sur la province le 14 mars.

Entrées du 3 Mars.

272. BREBEL (Joseph), garde mobile d'Ille-et-Vilaine. Convalescent d'un érysipèle remontant à cinq semaines. Sorti le 16 mars.

273. PATHAU (Pierre), soldat au 123ᵉ régiment de ligne. Bronchite depuis le 24 février. Sorti guéri le 14 mars.

Entrées du 5 Mars.

274. CARDU (Jules), soldat au 24ᵉ régiment d'artillerie. Blessure au front par chute de cheval le 20 février. Sorti le 14 mars.

275. CALAIS (Honoré-Barthélemy), soldat au 2ᵉ régiment d'artillerie. Otorrhée et laryngite; malade depuis le 20 février; Broncho-pneumonie consécutive, devenue typhique. Décédé le 17 mars.

276. FUTELOT (Pierre), garde forestier. Fièvre éphémère depuis le 1ᵉʳ mars. Sorti guéri le 7 mars.

277. CRÉTÉ (Pierre), 4ᵉ régiment d'artillerie. Bronchite depuis le 23 février. Évacué le 20 mars sur l'ambulance de la rue Violet, nᵒ 36.

278. ANDRÉ (Henri-François), 4ᵉ régiment d'artillerie. Foulure des membres inférieurs; malade depuis le 2 février. Sorti le 11 mars.

Entrées du 6 Mars.

279. MOUSSET (Benoît), soldat au 126ᵉ régiment de ligne. Bronchite et diarrhée depuis le 19 février. Sorti guéri le 19 mars.

280 BIDEL (Alphonse), soldat au 16ᵉ régiment de dragons. Rhumatisme musculaire depuis le 2 mars. Évacué le 20 mars sur l'ambulance de la rue Violet, nᵒ 36.

281. PELLETIER (Jean-Marie), 5ᵉ bataillon garde mobile de la Seine. Bronchite et diarrhée depuis le 26 fevrier. Sorti guéri le 9 mars.

282. ALBANIO (François), garde mobile du Morbihan. Rhumatisme musculaire depuis le 3 mars. Sorti guéri le 12 mars.

283. POITIER (Mathurin), garde mobile du Morbihan. Rhumatisme musculaire chronique, malade depuis le 28 février. Évacué le 20 mars sur l'ambulance de la rue Violet, nᵒ 36.

284. ANNEZO (Victor), 13ᵉ section ouvriers militaires. Rhumatisme musculaire chronique; malade depuis le 22 février. Évacué le 20 mars sur 'ambulance de la rue Violet, nᵒ 36.

285. HONIAT (Jules-Émile), 2ᵉ régiment de gendarmes à cheval. Diarrhée depuis le 4 janvier. Sorti guéri le 10 mars.

Entrée du 8 Mars.

286. Oudinot (Eugène), 2ᵉ régiment de gendarmes à cheval. Ulcère variqueux de la jambe gauche. Évacué le 20 mars sur l'ambulance de la rue Violet, nº 36.

Entrées du 9 Mars.

287. Mandineau (Jean-Paul), 13ᵉ section ouvriers militaires. Rhumatisme musculaire depuis le 20 février. Sorti guéri le 17 mars.

288. Giroux (Jean-Baptiste), 13ᵉ section ouvriers militaires. Diarrhée consécutive à un Embarras gastrique; débuts le 28 février. Sorti guéri le 17 mars.

TABLE DES MATIÈRES

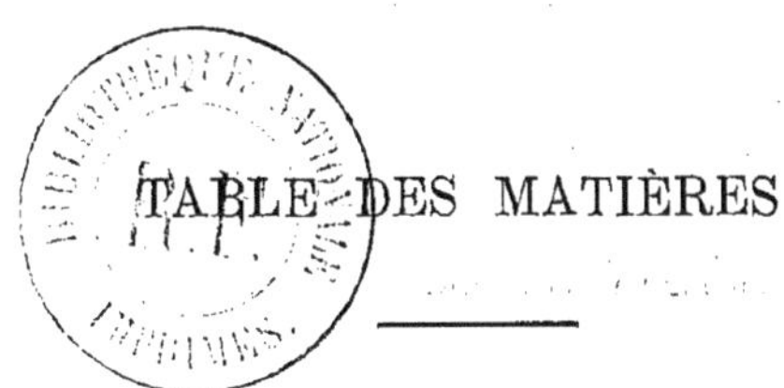

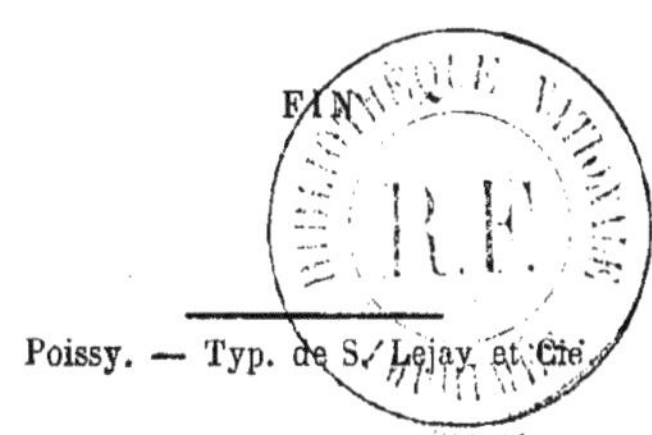

Poissy. — Typ. de S. Lejay et Cie

9 782019 262990